死を前にした人に
あなたは何ができますか？

小澤竹俊
めぐみ在宅クリニック院長

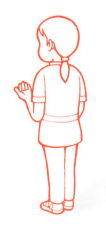

医学書院

小澤 竹俊 Taketoshi OZAWA

1987年東京慈恵会医科大学医学部医学科卒業． 1991年山形大学大学院医学研究科医学専攻博士課程修了．救命救急センター，農村医療に従事した後，94年より横浜甦生病院内科・ホスピス勤務． 2006年めぐみ在宅クリニックを開院．

「ホスピスで学んだことを伝えたい」との思いから，2000年より学校を中心に「いのちの授業」を展開．一般向けの講演も数多く行う．

2015年，有志とともにエンドオブライフ・ケア協会を設立，理事就任．多死時代に向け，人生の最終段階の人に対応できる人材育成に努めている．

著書に『今日が人生最後の日だと思って生きなさい』『人生の意味が見つかるノート』（アスコム），『小澤竹俊の緩和ケア読本─苦しむ人と向き合うすべての人へ』『苦しむ患者さんから逃げない！ 医療者のための実践スピリチュアルケア』（日本医事新報社）など．

死を前にした人に あなたは何ができますか？

発　行　2017年 8 月 1 日　第 1 版第 1 刷Ⓒ
　　　　2024年10月 1 日　第 1 版第10刷

著　者　小澤竹俊

発行者　株式会社　医学書院
　　　　代表取締役　金原　俊
　　　　〒113-8719　東京都文京区本郷 1-28-23
　　　　電話　03-3817-5600（社内案内）

印刷・製本　アイワード

本書の複製権・翻訳権・上映権・譲渡権・貸与権・公衆送信権（送信可能化権を含む）は株式会社医学書院が保有します．

ISBN978-4-260-03208-7

本書を無断で複製する行為（複写，スキャン，デジタルデータ化など）は，「私的使用のための複製」など著作権法上の限られた例外を除き禁じられています．大学，病院，診療所，企業などにおいて，業務上使用する目的（診療，研究活動を含む）で上記の行為を行うことは，その使用範囲が内部的であっても，私的使用には該当せず，違法です．また私的使用に該当する場合であっても，代行業者等の第三者に依頼して上記の行為を行うことは違法となります．

JCOPY　〈出版者著作権管理機構　委託出版物〉
本書の無断複製は著作権法上での例外を除き禁じられています．複製される場合は，そのつど事前に，出版者著作権管理機構（電話 03-5244-5088，FAX 03-5244-5089，info@jcopy.or.jp）の許諾を得てください．

はじめに

超高齢少子化多死時代を目前にして，国の方針は急性期の病院から，自宅や介護施設での看取り対応を促進しています．では，死を前にした人がいたら，あなたは何ができるのでしょう？

安易な励ましは通じません．どれほど明るい言葉でその場をつくろっても，苦しむ人の援助にはなりません．どれほど医学が進歩しても，すべての病気を治すことはできません．では，何をしたらよいのでしょうか？

私は，緩和ケアに従事して23年目を迎えます．この間に，死を前にして絶望と思える苦しみや，解決できない困難を抱えた患者さん，ご家族と向き合ってきました．そこで学んだことは，苦しみの中でも，幸せは見つかるということでした．

病気を通して，健康な時には気づかなかった大切なことが見えてきます．家族がそばにいるだけで嬉しい，何気ない友人の一言が暖かい，見過ごしていた庭の花に心打たれ，当たり前に家で過ごせることがいかに素晴らしいかに気づいたりします．

死を前にした人に，私たちができることがあります！

それは，その人の顔の表情を大切にすることです．たとえ人は死を前にしても，穏やかな表情で過ごせる可能性があります．

穏やかだと思える理由は人によって異なるでしょう．こちらの世界観で一方的に決めつけずに，1人の人間として，その人の生き方を尊重しながら，穏やかになれる条件を探してみましょう．

痛みが少ないこと，希望の場所で過ごせること，なるべく家族に迷惑をかけないこと，お風呂に入れること，ふるさとの話をすること…これらの条件を援助できるのは，一部の医療職だけではありません．関わるすべての人ができることです．

この本では，これからの時代に必要とされる看取り対応について，具体的な関わり方を紹介しました．今まで看取りに苦手意識を持っていた人が，自信を持って関わることができるようになり，超高齢少子化多死時代を迎える中，誠実に対応できる人が増えていくことを夢見ています．

2017年6月

小澤竹俊

目次

はじめに　iii

序章
苦しむ人への援助と5つの課題　1

- 第1の課題　援助的コミュニケーション　5
- 第2の課題　相手の苦しみをキャッチする　5
- 第3の課題　相手の支えをキャッチする　6
- 第4の課題　相手の支えを強める　8
- 第5の課題　自らの支えを知る　9

第1章
援助的コミュニケーション　11

相手の苦しみをわかること，理解することはできるのか？　12
わかってくれる人になるための聴き方　14

- 聴き方の技法　反復　15
- 聴き方の技法　沈黙　21
- 聴き方の技法　問いかけ　25

第2章
相手の苦しみをキャッチする　35

相手の苦しみに気づく感性を養う　36
苦しみは，希望と現実の開きである　37

苦しみを2つに分けて考える 39
すべての苦しみをゼロにすることはできない 43

第3章
相手の支えをキャッチする，強める 49

それはゴミか，宝物か 50
"死"を穏やかなものと見る人がいる 51
苦しみを通して気づく"支え" 52
3つの支え 54
将来の夢 55
支えとなる関係 58
選ぶことができる自由 63
支えを見つける9つの視点 64

第4章
自らの支えを知る 83

自分自身を認めることができる時 84
自分自身を認めることができない時 86
自分に「よくできました」と言えない時 89
自分を認めることの大切さ
——「これで良い」という言葉 89

目次

第5章
援助を言葉にする
―事例で学ぶ援助の実際 95

- 事例紹介の文章から，苦しみと支えをキャッチする 97
- 事例検討シートを活用する 100
- 事例検討の実際 106
  - 事例1 病状を認めようとしないOさん 106
  - 事例2 1人暮らしで自宅での生活を希望するUさん 121
  - 事例3 「もう死んでしまいたい」と訴えるTさん 138

おわりに 159

Column

- Column 1 本を読んでも泳げない
  ―エンドオブライフ・ケア援助者養成基礎講座の勧め 10
- Column 2 意思決定支援
  ―本人が最も大切にしてきたことは何でしょうか？ 32
- Column 3 人生の最終段階に共通する自然経過 81
- Column 4 ディグニティセラピー
  ―「これまで」と「これから」をつなぐグリーフケア 156

Episode

- Episode 1 「反復」の難しさ 31
- Episode 2 まさかの"全権掌握宣言" 48
- Episode 3 お母さんを一文字で表すとしたら？ 93

マンガ＆イラスト　たちばないさぎ
本文デザイン　hotz design inc.
表紙デザイン　遠藤陽一（デザインワークショップジン）

序章

苦しむ人への援助と5つの課題

人生の最終段階を迎え,「死にたい」と訴えるほどの苦しみを抱える人に対し,私たちはどのような援助ができるのでしょうか。具体的な方策について"5つの課題"を用いて概説します。

最初に，1人の患者さんを紹介しましょう。肺がんで骨転移があり，エンドステージ状態のAさん（78歳，女性）です。

Aさんは2年前に肺がんと診断され，抗がん剤治療を開始。1年前に腰椎転移，放射線療法にて小康を保っていましたが，今年になり積極的な治療が難しいと伝えられました。この1か月で食事量が少なくなり，ADLも低下しています。今までは1人でトイレに行くことができていましたが，今週になり自力での移動は難しくなってきました。夜中に家族を起こしてトイレまで移動する手伝いをしてもらうことを何よりも嫌がっています。

Aさんは今まで健康が自慢でした。75歳を越えて肺がんになっても，闘病を続けながら家事をしっかりこなしてきました。近所の友人たちとおしゃべりをしたり，カラオケに行くなど生活を楽しみながら，自分のことは自分できちんとできていました。3歳年上のご主人の面倒も1人でみてきました。しかし，今ではトイレにすら1人で行くことができません。

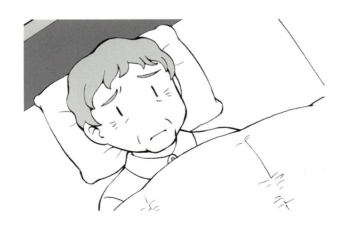

「なんでこんな病気になったのだろう。今まで大きな病気ひとつしたことがない，タバコも吸わない，健康診断でも引っかかったことがないのに」「初めて病気を知った時にはショックだった。それでも息子夫婦と孫のために元気になりたいと治療を受けてきた。でも1人でトイレに行けなくなるなんて最悪だ。こんな身体なら，早く死んでしまいたい」。

訪問看護師のBさんに，このように心中を打ち明けました。

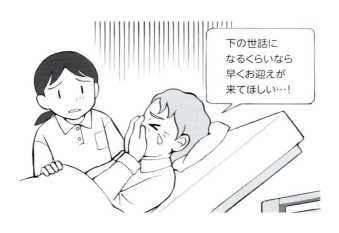

あなたがBさんの立場であれば，どのように対応しますか？

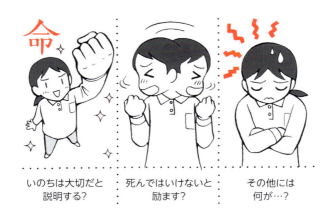

人生の最終段階の人と関わる時，しばしばこのように「もうお迎えがきてほしい」「死にたい」と訴える患者さんと出会います。どのように関わってよいかわからない時，言葉に詰まり，関わることに苦手意識を持ってしまう人もいます。

本書では，このような場面に遭遇しても，誠実に向き合い，関わることができる援助の仕方を提案します。それは一部のエキスパートだけが理解し，実践できる方法ではなく，苦しむ人に関わるすべての職種の人が行うことができる可能性のある援助です。

具体的なアプローチについて，援助者が身につけるべき「5つの課題」として順に紹介しましょう。

1. 援助的コミュニケーション
2. 相手の苦しみをキャッチする
3. 相手の支えをキャッチする
4. 相手の支えを強める
5. 自らの支えを知る

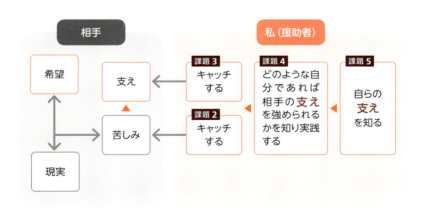

第1の課題　援助的コミュニケーション

　援助的コミュニケーションとは，人生の最終段階にある人のように，解決できない大きな苦しみを抱えた人を援助するためのコミュニケーションを指します。いわゆる「悪い知らせを伝えるためのコミュニケーション」とは異なった視点が必要とされます。

　援助的コミュニケーションは，以降の課題すべての基本となります。ここでのポイントは，「苦しんでいる人は，自分の苦しみをわかってくれる人がいると嬉しい」ということです。言い換えれば，どれほど資格を持ち，知識があったとしても，苦しむ人からみて"わかってくれる人"にならなければ，苦しむ人への援助を行うことは難しいでしょう。

　では，どんな私たちであれば，相手から見て"わかってくれる人"になるのでしょう？

　励ましではありません。説明でもありません。"聴いてくれる私"です。具体的な聴き方については後述するとして，ここでは，聴くことが大切であることを押さえて下さい。苦しんでいる人が「わかってもらえた」と思えること，それが第1の課題です。

第2の課題　相手の苦しみをキャッチする

　相手のそばにいれば，その人の苦しみに気づくことができるでしょうか？　人の苦しみをキャッチするのは，実はとても難しいことです。なぜならば，苦しんでいる人は，誰にでも苦しみを打ち明けるわけではありません。わかってくれる人にしか苦しみを打ち明けないからです。だからこそ，相手との信頼関係を構築することが大切になります。

　では，信頼関係が得られれば，すべての苦しみに気づくことがで

きるでしょうか？　実際にはそれでも難しいでしょう。何気ない言葉や態度に含まれる苦しみに気づくことは容易ではありません。

そこで，苦しみをわかりやすい言葉で説明してみます。

「苦しみは，希望と現実の開きである」

1人でトイレに行きたい希望に対して，実際には1人では行けない現実。家族に迷惑をかけたくない希望に対して，実際には迷惑をかけてしまう現実。それぞれ，希望と現実の間に開きがあります。このように苦しみをとらえてみると，身体の痛みや経済的な苦しみだけではなく，何気ない相手の言葉や態度に，多くの苦しみのメッセージが含まれていることに気づきます。

解決できる苦しみは，解決していきましょう。しかし，どれほど誠実に支援にあたっていても，すべての苦しみをゼロにすることはできません。どうしたらよいのでしょうか？　そこで次に求められる課題は，相手の支えをキャッチすることです。

第3の課題　相手の支えをキャッチする

従来の医療は，苦しみの原因である病気を正確に診断し適切な治療を行うことで，苦しみの原因である病気を改善し，苦しみを和らげることを主としてきました。しかし，どれほど医学や科学が進歩しても，すべての苦しみをゼロにすることはできません。特に患者Aさんの「下の世話になるぐらいならば，死んでしまいたい」という心の苦しみに対して，苦しみの原因を説明したり，気の利いた励ましをしたりしたとしても，援助にはなりません。

そこで発想を変えます。人は苦しみを抱えながらも，穏やかさを取り戻せるのでしょうか？　その可能性を考えてみましょう。

認識（見え方）について考えます。何気ない当たり前の風景も，見る人によって違って見えます。私たちにとってはお茶碗にしか見

えないものが,「ゲゲゲの鬼太郎」の目玉親父にとってはお風呂に見える,たとえるならばそんなことです。

一般的に"死"は,怖いもの,不安なもの,嫌なもの,として見えます。しかし,同じ"死"であるのに,それが穏やかなもの,時には幸せなものとして見える人がいます。なぜ違って見えるかといえば,死を穏やかにとらえる人には"支え"があるからです。

人はたとえ,「これ以上苦しいことはない」ほどの厳しい状況にあっても,苦しむ前には気づかなかった大切な自らの"支え"に気づくと,「穏やか」「幸せ」と思うことができます。これは決して一部の人だけの話ではありません。私たちすべての人が持つ可能性です。

"支え"は,大きく3つに分けられます。**1** 将来の夢,**2** 支えとなる関係,そして **3** 選ぶことができる自由です。詳細は後述〔▶3章〕するとして,ここでは冒頭に紹介したAさんの支えをキャッチしてみましょう。援助的コミュニケーションによる信頼関係を構築した上で,Aさんにとっての支えについて考えます。支えの探し方は決して難しくありません。Aさんや家族との普段の会話の中で見つけていくことができます。

Aさんが穏やかになれる支えとして,次のような項目が挙げられます(一部,冒頭の事例には含まれていない事柄を含みます)。

1 将来の夢
- お墓参りに行きたい
- これからも孫の成長を見守りたい
- 先に逝っている両親に会いたい

2 支えとなる関係
- 一緒に人生を歩んできたご主人
- 息子夫婦と孫の存在
- 自宅療養を応援してくれる介護職の皆さん

- 自宅で医療サービスを提供してくれる医療職の皆さん
- 近所の友人たち，カラオケ仲間

3 選ぶことができる自由
- （本当は1人でトイレに行きたいけれど）信頼できる介護の方や看護師さんたちに，下の世話をゆだねること
- ご主人の面倒を誰かにゆだねること
- 生まれ故郷の話をすること
- 幼少期に遊んだ山や川の様子や苦労して働いてきたことを思い出すこと
- 痛みや息切れが少ない状態で過ごせること
- お風呂に入ること
- 病状が進んだとしても，家族がいつもそばにいる自宅で療養できること

たとえ間もなくお迎えが来ることを知りながらも，自分の本当の支えに気づいた時，不安・恐怖の風景が，穏やか・幸せな風景に変わる可能性は残り続けるのです。

第4の課題 相手の支えを強める

第3の課題で挙げた"支え"を多職種で強める実践を行います。

とはいえ，一方的に"支え"だけを強めればよいのではありません。「苦しんでいる人は，自分の苦しみをわかってくれる人がいると嬉しい」という援助的コミュニケーションの基本を実践した上で，丁寧に苦しみをキャッチしながら，支えを強める支援をしていきたいと思います。

Aさんは，今まで自分のことはすべて自分でしてきた人です。なぜこんな身体になってしまったのだろうという苦しみを，そばに

いる私たちがともに丁寧に味わいながら，信頼関係を構築していく必要があります。その信頼関係の中で，故郷の話，趣味のカラオケの話などは，比較的話題にしやすいことでしょう。現場では"つかみネタ"と称して，その人との関わりの中で一瞬でも穏やかな表情になれる瞬間を探します。

その上でAさんが，たとえトイレに1人で行くことができなくなったとしても，信頼できる誰かに下の世話になってもよいと，他者に"ゆだねる"ことができれば，支えは失われません。

第5の課題 自らの支えを知る

どれほど心を込めて関わったとしても，力になれないことがあります。現場は決してきれいな話だけではありません。力になれず，足が遠のくこともあります。

本当の援助の力は，すべての問題を解決できる力ではありません。逃げずに最後まで関われる力です。そのために求められるのは，力になろうとする私たち自らの支えです。このテーマは，看取り支援にとどまらず，すべての対人援助の現場で求められる課題です。

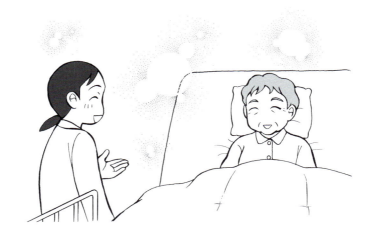

Column 1

本を読んでも泳げない
―エンドオブライフ・ケア援助者養成基礎講座の勧め

　本書では，エンドオブライフ・ケア援助者養成基礎講座の内容の一部を紹介しています。なるべく多くの人に，患者さんの人生の最終段階に対応できる関わり方を知ってもらいたいと願っているからです。しかし，いくつかの限界があります。それは，「どれほど本を読んでも，泳ぐことはできない」ことです。

　つまり，どれほど本を読んで頭で理解したつもりでも，実際に現場で実践するのは難しいということです。聴き方の技法として本書でも紹介する"反復"1つとっても，奥が深い技法です。"沈黙"も，実際に患者さん役をやってみることで，沈黙が患者さんにとってはあまり苦に感じないことを実感するでしょう。さらに，"問いかけ"という技法は，信頼関係を構築してからでなくては，かえって関係性を悪くしてしまう危険性のある技法です。それも実際に体験してみないと実感しにくいことです。

　このテーマを深めたい方は，エンドオブライフ・ケア援助者養成基礎講座で学ばれることをお勧めします。e-learning も利用できます。繰り返しロールプレイなどの練習を重ねることで，反復や沈黙，さらには問いかけなどを学べるだけではなく，志のある多職種の仲間とのつながりが，これからの皆さんの活動を応援してくれることでしょう。

　そして，学んだことを地域で必要とする人たちに伝えていく活動も展開しています。ファシリテーターの資格を取ることで，スライドや動画，マニュアルを使ってこの内容を伝えられるように，学習会の開催なども支援しています。

▶エンドオブライフ・ケア協会ホームページ
　https://endoflifecare.or.jp/

第 1 章

援助的コミュニケーション

対人援助の基本となる，コミュニケーションについて紹介します。
「苦しんでいる人は，自分の苦しみをわかってくれる人がいると嬉しい」
という視点が，援助的コミュニケーションの基本となります。

第1章 援助的コミュニケーション

　もし，看取りの質を高めるために最も大切なことを1つだけ教えてほしいと言われたら，間違いなく援助的コミュニケーションを挙げるでしょう。たとえどんな資格を持っていたとしても，たとえどれほど時間をかけてわかりやすく相手に苦しみの原因を説明したとしても，この援助的コミュニケーションがなければ，良い援助を行うことはできません。いくら上手に人生の意味を問いかけたとしても，援助的コミュニケーションがなければ，それは単に説教をしているだけに聞こえることでしょう。

　紙面上で事例検討を行うだけであれば，援助的コミュニケーションは不要です。必要な情報がすでに書いてあるからです。書かれていない内容も，この視点で援助をすればよい，とアドバイスもできるでしょう。

　本書では，援助を行うための最初の課題として，援助的コミュニケーションについて紹介します。どれほど事例をアセスメントする力があったとしても，この援助的コミュニケーションがなければ実際の現場で関わることができないと考えているからです。

相手の苦しみをわかること，理解することはできるのか？

　日に日に弱っていく苦しみ，家族や他の誰かに下の世話をしてもらう苦しみ，迷惑をかけるならば早くお迎えが来ないかと思う苦しみを前にして，安易な励ましは通じません。

　75歳の女性，Cさんを紹介します。Cさんは，今までは自分で買い物に行き，家事を行い，家族の世話をしてきました。しかし，病気のために徐々に歩くことができなくなり，ついには，1人でお風呂にもトイレにも行くことができなくなりました。介護支援に来たヘルパーのDさんが，「元気になって，これからも生きて下さい」と声をかけたところ，次のように言われました。

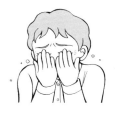

簡単に言わないでよ，あんた元気じゃない。病気じゃないでしょう。あんたに，私の気持ちなんてわからない。わかんないくせに，なんで生きろなんていうの？ なんで…

　改めて皆さんに問いかけたいと思います。本当に私たちは相手の苦しみを理解することができるのでしょうか？

　相手を理解しようとすることは大切です。一番悲しいことは，苦しんでいる人を目の前にしても無視をしてしまうことです。この本を読んでいるあなたは，無視などはしないでしょう。きっとあなたは，「大丈夫ですか」と気遣い，心配し，Cさんの苦しみを理解しようとするでしょう。しかし，どれほど心を込めて相手の立場に立って物事を考えても，私たちは，相手のすべてを理解することはできません。ではどうしたらよいのでしょう。苦しむ人の力になりたいと願いながら，私たちは，相手の苦しみを100％理解することはできないのです。
　そこで，主語と目的語を換えてみます。つまり，私を主語にせず，相手を主語にします。私は相手を理解できなくても，相手が「私を理解してくれた」と思うことは可能性として残り続けます。どんな私たちであれば，相手からみて，わかってくれる人になるのでしょう。それは，励ましではなく，説明でもなく，"聴いてくれる私たち"です。
　援助的コミュニケーションの基本となる以下のポイントは，他の人にも説明できるくらいに，しっかりと頭に入れておきましょう。

①私が相手を観察して，理解しようとすることは大切。
②でも，私が相手を完全に理解することはできない。

③しかし，相手が私を"自分の理解者"だと思うことは可能性として残る。
④苦しんでいる人は，自分の苦しみをわかってくれる人がいると嬉しい。
⑤どんな人が"わかってくれる人"か，それは"聴いてくれる人（私）"である。

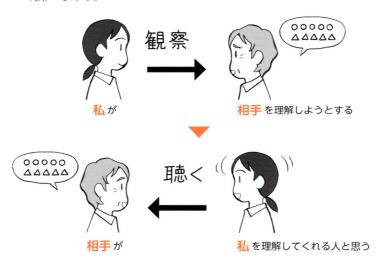

わかってくれる人になるための聴き方

「苦しんでいる人は，自分の苦しみをわかってくれる人がいると嬉しい」，これは人と関わる上で最も大切なキーワードです。どれほど資格があったとしても，どれほど時間をかけてわかりやすく説明を行ったとしても，"わかってくれる人"にならなければ，私たちは良い援助者にはなれないでしょう。逆の表現をすれば，何の資格も持っていない実習に来た学生さんであっても，患者さんや家族にとって"わかってくれる人"になれば，その人は素晴らしい援助者になれるのです。

わかってくれる人になるための"聴き方"とは，どんな聴き方でしょう。具体的には，大きく分けて，反復，沈黙，問いかけの技法があります。

聴き方の技法 ▶ 反復

反復とは，「相手の伝えたいメッセージをキャッチする」「キャッチしたメッセージ言葉にする」「言葉にしたメッセージを相手に返す」という一連の技法です。具体的に見てみましょう。

❶ 相手の伝えたいメッセージをキャッチする

相手の伝えたいメッセージに気づくのは簡単ではありません。なぜならば，苦しんでいる人は誰にでも苦しみを打ち明けるのではないからです。わかってくれそうな人だけにしか，自分の苦しみを話さないとすれば，どんな私たちであればよいのでしょう。少なくとも忙しそうにしている人には話しかけようとは思いません。もし，私たちが苦しむ人の力になりたいと思うのであれば，相手からみて，話しかけやすい雰囲気を大切にしたいと思います。

その上で心がけたいことは，相手の何気ない苦しみに気づく感性を養うことです。"苦しみ"については以降の章で詳しく説明しますが，短く紹介すると，苦しみは，希望と現実の開きととらえます（p.37 参照）。すると，何気ない相手の言葉や態度に，いかに多くの苦しみ（希望と現実の開き）を含むメッセージがあるか，気づくでしょう。本当は買い物に行きたいのに１人で外出できなくなった，１人でトイレに行きたいのに，もう１人でトイレまで歩くことができず間に合わないことが増えてしまった，などです。

私たちは，苦しむ人を援助する場面で相手の話を聴く時，どうしても自分が知りたいことだけに注意が向いてしまいがちです。いつから具合が悪いのか，食事はとれているのか，痛みはないのか，な

ど"聞かなければ"いけない重要なことは，"聞き漏らさないように"しないといけません。しかし，自分の知りたいことだけを意識して"聞く"時，相手の伝えたいキーメッセージ（一番伝えたいこと）に気づかないことがあります。

　相手の伝えたいメッセージは言葉だけではありません。非言語的なメッセージにも十分な配慮をしながら聴くことが求められます。特に患者さんの顔の表情は大切なメッセージを含みます。言葉では伝えにくいことも，顔の表情から伝わることもあります。たとえ患者さんの意識が混濁し会話が困難な状況であったとしても，メッセージをキャッチすることは不可能ではありません。

　その人の人生を振り返りながら，情報を収集します。どこで生まれて，どこで育って，そして，何を大切にされてきた人なのか。何を重要と思う人なのかを意識してみましょう。家族がいれば，これらの情報を伺ってみましょう。そして，何に誇りを持っていたのか，どんなことを達成された人なのか，そのことを通してどんなメッセージを，家族や私たちに伝えたいと思うのかといった情報を収集するだけでも，相手の伝えたいメッセージをキャッチすることができるでしょう。

2 相手の伝えたいメッセージを言葉にして，相手に返す

　「相手の伝えたいメッセージを言葉にして返す」，これを言葉で言うのは簡単ですが，現場ではとても集中力を要します。特に話が長いと，何を話されていたのか忘れてしまう人も多いでしょう。

　聴くには，コツがあります。特に会話の冒頭が大切です。「私はこれが言いたい」という結論が含まれているのが，会話の冒頭です。そして，苦しみは希望と現実の開きであることを意識すると，1つのストーリーが見えてきます。これは木にたとえれば幹にあたります。その上で流れをつかめば，その流れの中で出てくる枝葉を覚えておくことは難しくないでしょう。

　相手の伝えたいメッセージをキャッチする時は，事柄と感情に分

けて考えるようにします。「こんな事柄があったので」「こんな感情（嬉しい，悲しいなど）となった」という部分を意識します。

特に相手が発する感情については，意識して反復します。相手が表出する感情はとても大切なメッセージであり，反復されたことにより相手は，「自分の気持ち（感情）をわかってもらえた」と感じることができます。

3 相手に伝わるのは言葉だけではなく，私たちの態度も伝わる

反復を学ぶと，相手の言葉だけを覚えて，そのまま反復しようとする人がいます。しかし，相手に伝わるのは，私たちの発する言葉だけではありません。私たちの何気ない態度も伝わります。

事例で考えてみましょう。もし，あなたにものすごく嬉しい出来事があり，誰かに伝えたいという思いになっていたとします。

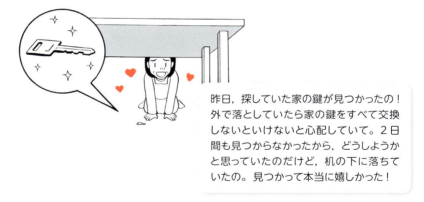

昨日，探していた家の鍵が見つかったの！外で落としていたら家の鍵をすべて交換しないといけないと心配していて。2日間も見つからなかったから，どうしようかと思っていたのだけど，机の下に落ちていたの。見つかって本当に嬉しかった！

さて，あなたがこの人だったら，「自分の思いをわかってくれた」と感じるのは，次の3人の中で誰でしょうか。

　　Aさん：ふーん，とうなづいてくれているが，後ろを向いて，スマホでメールを送っている。こちらを向いてくれない。
　　Bさん：こちらを向いてくれてはいるが，無表情でじっとにらまれているような感じ。

Cさん：穏やかな表情で，適度なアイコンタクトがあり，うなづいてくれる。

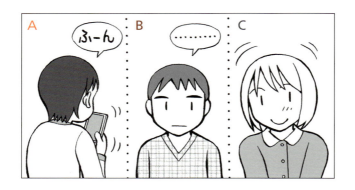

想像しただけでもわかると思いますが，もし相手がAさんやBさんであれば，途中で話をする気にもならなくなるでしょう。相手に伝わるのは言葉だけではありません。私たちの態度も大切です。

4 相手のマイナス（負）のメッセージでも，反復してよい

相手の話を聴いている時，もし相手がマイナス（負）のメッセージを話されたとしても，相手の発した言葉であれば反復して下さい。どうしても現場では「良いことを言いたい」「励ましてあげたい」との思いが強くなり，マイナス（負）のメッセージに対して反復できないことがあります。

現場で必要なのは，良いこと，明るいことを伝えることだけではありません。"わかってくれる人"になることです。相手が発したメッセージが，たとえマイナス（負）であったとしても，反復をした上で，そのように思う理由をさらに伺うことができるとよいですね。事例で考えてみましょう。

肺がん末期で自宅療養中の患者Ｉさんは，散歩に行けなくなってしまい，嘆いていました。

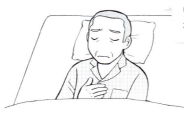

もうこんな身体になってしまいました。なんでこんな病気になってしまったのでしょう。

この問いに，皆さんはどのように返しますか？

Aさん：「もう80歳を越えたら，誰でも身体のあちこちガタが来ておかしくありませんよ」

Bさん：「あなたは今までタバコを吸い，健康診断をきちんと受けてきませんでした。こうなってしまったのも，すべてあなたの日頃の行いが悪いからですよ…」

Cさん：「もうこんな身体になってしまったのですね。なんでこんな病気になってしまったのだろう…そう思われているのですね」

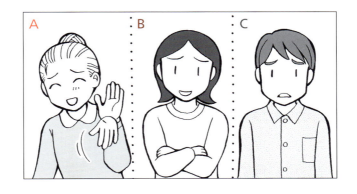

皆さんがこの患者さんだったら，どのような思いになるのでしょう。「苦しんでいる人は，自分の苦しみをわかってくれる人がいる

と嬉しい」という視点を心に留めて考えてみて下さい。AさんやBさんの対応では，わかってくれたとは決して思わないですね。

ここではCさんの「もうこんな身体になってしまったのですね。なんでこんな病気になってしまったのだろう…そう思われているのですね」という対応を大切にしたいと思います。

たとえ相手の言葉がマイナス（負）のメッセージであったとしても，このように丁寧に反復をすることが大切です。この苦しみを丁寧に味わうプロセスを経た上で，信頼関係を構築していく必要があります。

5 わかってくれたと感じた時に出てくる言葉「そうなんです」

実際に現場で援助的コミュニケーションを実践して，これでよかったのだろうかと悩むことがあるかもしれません。そんな時，良い聴き手になっているか否かを知るヒントに，「そうなんです」という言葉があります。もし，私たちが援助的コミュニケーションを心に留めて相手の話を聴く時，相手から「そうなんです」という言葉が出てきたら，それは良い聴き手になっている証拠です。

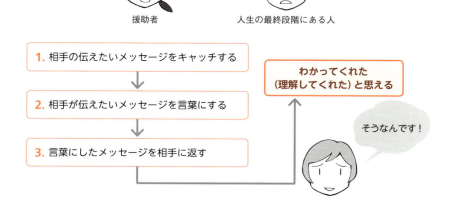

| 聴き方の技法 > **沈黙**

　相手の伝えたいメッセージをキャッチして丁寧に反復した後，相手がしばらく黙っていることがあります。この"間"を沈黙といいます。この沈黙は，とても大切な技法です。なぜならば，この沈黙の後に大切なメッセージが出てくることが多いからです。

1 大切なことは，簡単に言葉にすることができない
　大切なことは，なかなか言葉にすることができないことがあります。事例で考えてみましょう。

　ある日，あなたは冷蔵庫に牛乳と卵がないことに気づき，買い物に行くことにしました。外は雨が降っているため，ご主人の車を借りて出かけました。運転中，細い道で対向車が来たため，徐行しながらすれ違いました。その時，左側のドアを電信柱にこすってしまいました。家に戻り，ドアの部分を確認したら，ほんの少し傷がついていました。家に戻ると，ご主人がリビングにいました。
　彼はあなたの表情がすぐれないことに気づき，尋ねてきました。

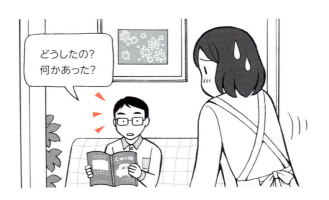

A：ごめん，実は車のドアをこすってしまった！
B：ううん，何でもないの，ちょっと気になることがあるだけ．心配しないで

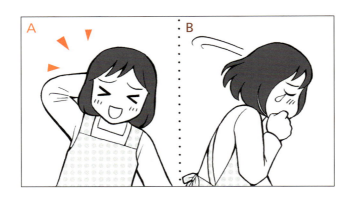

　皆さんであれば，どちらの対応をするでしょう？ Aのように答えられる人は，あまり多くはないと思います．すごく大切な何かを言う時には，大きなエネルギーが必要になるからです．何か気になっている大切な話を「実は…」と切り出すためには，その前に「間」が必要になります．この「間」が，沈黙です．

　話の途中で沈黙があった時，それは大切な何かを準備している時間と考えられます．丁寧に相手の言葉を待ってみましょう．

2 患者さんは，沈黙を長く感じていない

　沈黙は苦手と感じる人がいます．その理由として，「相手の伝えたいメッセージを反復して会話が続いている時はいいけれど，反復しても相手がその後話をしてくれないと，こちらの反復がこれでよかったのか，何かこちらから話をしないといけないのか，と心配になるから」と言います．

　このように，聴き手の中には，沈黙の時間がとても長く感じる人がいます．ところが，患者さんにとってこの時間は，自分の考えを

まとめる大切な時間であり，決して長くは感じていません。
　事例で考えてみましょう。
　あなたはトランプのポーカー（カードゲーム）をしています。ルールを覚えたばかりなので，手札を引いて，ワンペアとか，ツーペアなどの上がり方しか知りません。自分の番になりました。どのカードを捨てて，何枚引いたらよいのか，悩んでしまいました。
　ゲームに参加している2人の顔の表情が気になりました。1人は，あなたが初心者であることをよく知っている友人Aです。ですから，あなたがゆっくりと考える時間を待ってくれています。ところが，もう1人の友人Bは，ちょっとイライラしている様子です。早くどのカードを捨てて何枚カードを引くのか決めてほしい，という雰囲気が伝わってきます。

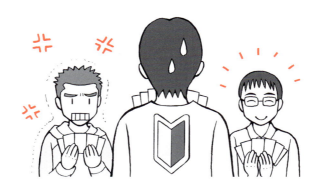

　あなたは，どちらの友人とゲームをしていて安心できるでしょう？
　当然，Aさんですね。Aさんは，あなたがゆっくり考えている時間を待ってくれています。この待っている時間は，あなたにとって，決して長い時間ではありません。
　人生の最終段階にある人を援助する場面では，きわめて理不尽な苦しみを抱えた人と向き合うことになります。なんでこんな目にあうのだろう？　どうして，できていたことができなくなっていくの

だろう？ こんな重たい苦しみは，誰にでも打ち明けられるものではありません。

　苦しんでいる人は徐々に自分の気がかりを話していく中で，いろいろなことが頭の中に浮かんできます。あんなこと，こんなこと，いろいろな光景が浮かぶ中で，どれを話そうかと悩んでいる状態です。そのように考えると，患者さんが沈黙をしている時のイメージがわくと思います。

　私たちは，その人が心に浮かんでいる状況を話し出すまで，待てばよいのです。

3 沈黙が長い時，相手の思考の流れを止めずに話を伺う

　沈黙は，待つことを大切にする技法です。相手の顔の表情を意識して，今はどんなことを考えているのだろう？ 今はどんなことを感じているのだろう？ という意識で，しっかり相手の言葉が出てくるのを待ちます。

　実際の臨床の現場では，1～2分の沈黙は当たり前のように行われる技法です。しかし，あまりにも沈黙が長い時に，相手の思考を遮らずに話をうながす技法があります。それは，次の言葉です。

> 「今は，どんなことを考えていましたか？」

　相手が心の中で何かを考えていたり感じていたりすることについて，ちょっと背中を押してあげる感じです。くれぐれもこの大切な場面で，「ところで今日の朝は，何を食べましたか？」などと質問しないようにして下さい。せっかく頭の中にあった大切なことが，ふっと消えてしまうでしょう。

　大切なのは，相手の思考の流れを止めないことです。そこに相手の考えている方向を後押しする一言があれば，相手は「実は…」と話し出すことでしょう。

聴き方の技法▶問いかけ

　問いかけは，とても難しい技法です。反復と沈黙は，その技法を学べば初心者でもそれなりに実践ができるでしょう。しかし，この"問いかけ"は，経験を積みながら徐々に習得していく技術です。

　問いかけは，相手の思いを明確化することと，無意識であった自らの支えを意識化することを目的とします。相手の思いを明確化することは，それまで同じような話を繰り返しされている人に，「あなたが言いたいことは，こういうことですね」と，明確化する技法です。また，無意識であった自らの支えを意識化するための問いかけは，対人援助の中でも，特に丁寧に学び続ける必要がある技法です。

1 問いかけは，信頼関係が構築されていることが条件

　問いかけを通して自らの支えに気づく時，それまで下を向いていた人の目が急に輝き，穏やかな表情に変わることがあります。

　一方で，問いかけを乱発したり，初対面でまだ会って間もないのにいきなり問いかけを用いてしまったりすると，「なんでそんなことを，あなたに答えなくてはいけないのですか！」と相手を傷つけてしまうことがあります。

　信頼関係が構築されるまでは，基本的に問いかけは控えておくことです。まずは，援助的コミュニケーションを用いて，丁寧に気がかりを伺い，ともに苦しみを味わうプロセスを通して，信頼関係を構築しましょう。その上で問いかけを用いることができれば，自らの支えに気づく有効な技法になるでしょう。

2 支えは，苦しい時に見えてくる

　支えを意識した問いかけを行う1つの技法として，「暗くすると支えが見えてくる」という考え方を紹介します。

　まずは事例を見てみましょう。

> 事例

Sさん（52歳女性）
子宮体がん末期，肝転移，肺転移，腹膜播種による難治性腹水

55歳のご主人，18歳と16歳の娘さん2人の4人暮らし。現状は食事量が健康時の1割程度，トイレへの移動がやっとの状態。

〔訪問看護師Tさんとの会話〕

T1 今，気になっていることはどんなことでしょうか？

S1 そうですね，やはりこのおなかですね。もう水が増えて，ちょっと歩くだけでも疲れてしまいます。

T2 おなかのことですね。ちょっと歩くだけで疲れてしまうのですね。

S2 はい，そうなんです。今までは1人で自由に買い物にも行けて，家族のために料理を作ってきたのに，今では台所に行くことすらできなくなりました。

T3 今までは1人で自由に買い物に行けて，家族のために料理を作ってきたのですね。でも今では台所にも行けないのですね。

S3 そうなんです。だから，もう悔しくて，悔しくて。なんでこんな身体になったのだろうと涙が出てきます。

T4 悔しくて，悔しくて…という思いですね。なんでこんな身体になったのだろうと，涙が出てきてしまうのですね。

S4 そうなんです。みんなに迷惑ばかりかけて，情けなくて…（涙）

T5 （少し間を取って，ゆっくりと）みんなに迷惑ばかりかけて，情けない…そんな思いですね。

S5 はい，そうなんです。

T6 Sさん，今までこの病気でよく闘ってきたと，入院されていた病院の先生や看護師さんから伺っています。病気になっても手術や放射線や抗がん剤など，繰り返し治療を続けてきました。今まで闘病中，いろいろなことがあったかと思うのですが，どうでしょう。これまでを振り返ってみて，支えになったものはありますか？

S6 そうですね，やはり家族かな。初めて病気を知った時には頭の中が真っ白になりました。もうダメかなと思いました。でも，次の瞬間，主人や子どもたちの顔が浮かびました。この家族がいるから負けられない，この家族がいるから生きていたい。そんな思いで，この2年間闘ってきました。

T7 ご家族ですね。ご主人やお子さんたちの顔が浮かんで，負けられない，生きていたい，そんな思いで闘ってきたのですね。

S7 そうなんです。

T8 どんなご家族ですか？

S8 私にとって，最高の家族です。主人も，子どもたちも。こんなに恵まれた人生はなかったと確信しています。

T9 最高のご家族ですね。こんなに恵まれた人生はなかったと確信しているのですね。

訪問看護師のTさんは，前半は丁寧にSさんの気がかりを聴き，Sさんの思いを丁寧に反復していきます。その上で，問いかけの前に闘病の様子を振り返りました（T6）。この振り返ることが，大切になります。いきなり，「あなたの支えになったものは何ですか？」と問いかけられても，ピンとこないでしょう。

　苦しい時のことを少し振り返る話をします。苦しんでいた時の状況を少し思い出すような会話をいくつか確認した上で，その時の支えを問いかけると，今まで無意識であった自らの支えに気づいていきます。

　このような場面で，励ましは通じません。わかりやすく病状を説明したとしても，支えを強めることにはならないことがあります。しかし，人はその苦しみを通して自らの支えに気づく時，同じ苦しみを抱えているにもかかわらず，穏やかさを取り戻す可能性は必ず残り続けます。

3 代表的な問いかけの技法

　問いかけはきわめて奥が深い技術です。簡単に習得することはできません。しかし，代表的な問いかけを習得するだけでも，実際の現場で活用することができるでしょう。

・相手が苦しかった時の支えを伺う問いかけ（人生を振り返ってみて，支えになったものを伺う）

　丁寧に反復と沈黙を行い信頼関係を構築した上で，今までの人生で様々な苦労をされてきたことを振り返り，その時の支えを伺う技法です。苦労されてきたことを一緒に振り返ることで，それまでに気づかなかった自らの支えを意識化することをねらいとします。

> 闘病中いろいろなことがあったと思います。振り返ってみて，闘病中に支えになったものはありますか？

- 相手の"これからの安心"について伺う問いかけ（どんなことがあると安心と思うかを伺う）

　自分の生活にこだわりがあり，自分で自分のことを決めてきた人への問いかけの場面で用いることが多いパターンです。どうしても自分の思い通りにならない時，イライラすることがあります。家族の面倒をみたいのにできなくなる苦しみ，買い物に行けなくなり希望するものを購入できない苦しみ，トイレに1人で行けなくなる苦しみです。このような時に，これからの安心について問いかける技法です。これにより，ゆだねる相手が見えてくることがあります。

ご主人の面倒をみてきたのに，自分が先に逝ってしまうことを嘆いている場面で，ご主人のこれからを誰にゆだねるのかという問いかけ

これからどんなことがあると，ご主人の今後が安心と思えるでしょうか？

- 相手の支えをさらに強める問いかけ

　問いかけによって出てきた支えは，暗闇の中にともった小さな灯りのようなものです。せっかくともった灯りを消さないように，その灯りを強める問いかけを行います。その人が大切と思う支えが出てきたら，他の支えについて問いかけるのではなく，出てきた支えを強めるための問いかけを意識します。

支えがお孫さんの場合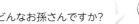

どんなお孫さんですか？

将来どんな大人になってほしいと思いますか？

・相手の感情の背景を意識した問いかけ

　相手があまり自分の心を開かず，日常的な話しかできない時に使う技法です。ここでは相手の感情を伺います。「今はどんなお気持ちですか？」と。その感情がマイナスであれば，苦しみをキャッチすることになります。もしプラスの感情であれば，支えのキャッチとなります。

[苦しみのキャッチ]

今はどんなお気持ちでしょうか？

気持ちがすぐれないという思いは，どんな理由があるからでしょうか？

[支えのキャッチ]

こうして穏やかだと思える理由には，どんなことがあるのでしょう？

第1章のまとめ

- 相手の苦しみを100％理解することはできない
- 私が相手を完全に理解することはできなくても，相手が「私をわかってくれたと思う」可能性はある
- 苦しんでいる人は，自分の苦しみをわかってくれる人がいると嬉しい
- どんな私であれば，相手から見てわかってくれる人になるのか？　それは聴いてくれる私である
- わかってくれる人の聴き方には，反復，沈黙，問いかけがある

Episode 1

「反復」の難しさ

患者さんとのやり取りの中で「反復」を行う時，自分の言葉に置き換える人がいます。「同じような意味だろう」と思って別の言葉で返してしまうのかもしれませんが，私はあまりお勧めしません。

その理由は次のエピソードがあるからです。

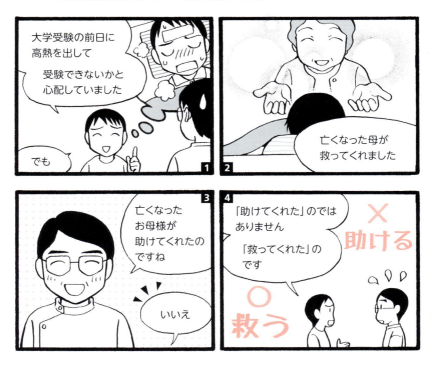

この方にとって「救う」と「助ける」はまったく違う意味だったのです。何気ない言葉でも，相手の使う"大切な言葉"は，そのまま反復した方がよいと学びました。

Column 2

意思決定支援
―本人が最も大切にしてきたことは何でしょうか？

　人生の最終段階では，どちらを選んでも悩むことがあります。胃ろうの造設も，その1つです。本人の意思を確認できないまま，医師の勧めで胃ろうを造設し，後悔する家族がいます。自分1人で胃ろうを造設しないことを決めて，いのちを縮めたのではないかと悔やむ家族もいます。どちらを選んでもよくないことがあるのなら，悩むのは当然でしょう。責任を伴う選択は，その後の家族の心に深く残ります。意思決定支援は，とても大切な課題です。

　どうしたら，少しでも後悔が少なく，これでよかったと思える選択ができるのでしょうか。

　アドバンス・ケア・プランニング（ACP）は，本人の意思を大切にしながら，家族の思いと医学的な判断を加味して，その後の方針をみんなで決めていくプロセスです。ここで難しいのは，本人が認知症などでコミュニケーションをとることが難しく，リビングウィルなどの文書も残していない場合です。

"今"の本人の意思を推定する

　本人に直接伺うことができない場合，どのように本人の意思を確認すればよいのでしょう。私は，本人の人生を振り返りながら，大切にしてきたこと，重要と思うことを知ることが鍵になると考えています。その人は，どんな人生を送ってきたのでしょう。何を重要と思い，何を誇りに思っていたのでしょう。人生で果たしてきた役割や達成してきたことを，その人を知る家族や友人，お世話をしてきたスタッフなどと一緒に振り返ってみます。すると，その人らしさ，その人のこだわりが見えてきます。

　「母が大切にしていたのは，家族みんなで食事をすることだった。だから，母は胃ろうの造設はせず，口から食べることを希望すると思う」

と考える人がいます。
　「以前は迷惑をかけたくない思いから，胃ろうの造設は希望しないと言っていた。でも認知症になった5年前から，母に下の世話になることを嫌がらなくなった。だから，今の父は胃ろうを造設してでも，母のそばにいることを希望すると思う。父は，母といる時が一番幸せだから」と考える人もいます。
　このような形で，"今"の本人の意思を推定できるとよいですね。

家族の思い，医学的な情報をもとに本人の最善を選ぶ

　本人の思いを推定できればそれで終わり，ではありません。関わる家族の思いや援助にあたるスタッフの思いも大切です。さらに医学的な情報（エビデンス）も必要です。本人，家族，スタッフ，医学的な情報をもとにした話し合いが欠かせません。1人で決めない，1回で決めない，医療者の言いなりにならない，代理人1人に責任を負わせないことが大切です。
　みんなで話し合い，決めた選択肢ならば，どちらを選んでも「これで良かった」と思えるのではないでしょうか。

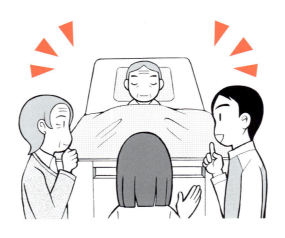

第 2 章

相手の苦しみを
キャッチする

相手の何気ない態度や言葉に含まれる
苦しみに気づく感性を養うために，苦しみの構造について解説します。
さらに実際の事例を提示しながら，苦しみをキャッチする
方策について紹介します。

第2章からは、"苦しみ"や"支え"について具体的に学びます。相手の"苦しみ"や"支え"について考える時、そのベースになければならないのは、第1章で解説した援助的コミュニケーションです。

実際に苦しむ人の力になりたいと思うのであれば、相手と信頼関係を構築しなければなりません。「苦しんでいる人は、自分の苦しみをわかってくれる人がいると嬉しい」という援助的コミュニケーションの基本を常に心に留めながら、学びを進めて下さい。

相手の苦しみに気づく感性を養う

相手の苦しみに気づく感性を養うことが重要なことは、人生の最終段階にある人への援助に限った話ではありません。子育てにも、友人関係においても、職場の中でも共通する大事なテーマです。特に人生の最終段階で苦しむ人とその家族と関わる時には、細心の注意を払いながら、相手の苦しみに気づく感性が求められます。

では、どのような意識を持てば、相手の苦しみに気づくことができるでしょうか。代表的な苦しみを挙げてみましょう。

人生の最終段階における代表的な苦しみ

1. おなかの痛みがいつもあり、気になっている
2. 夜になると眠れなくなってしまう
3. 仕事に行けず、医療費などお金のことが心配
4. トイレに1人で行けなくなってしまった
5. もっと家族と一緒に過ごしたいのに、お迎えが近くなってしまい、みんなと別れなくてはいけない
6. みんなに迷惑をかけたくないのに、自分1人では何もできなくなってしまった
7. まだ生きていたい、死にたくない

人生の最終段階における苦しみは，他にもたくさんあるでしょう。このような苦しみに気づくためには，どのようなことに気をつけたらよいのでしょうか。

　先に挙げた代表的な苦しみに共通することを，医療の専門用語などを用いずに誰にでも理解できる言葉で，例えば20字以内で説明してみて下さい。これは苦しみに気づく感性を養うトレーニングになります。

苦しみは，希望と現実の開きである

　人生の最終段階という場面では，死を意識した問いかけもあり，きわめて哲学的な知識が必要とされると考える人もいます。しかし，**大切なことは，難しい言葉ではなく，誰にでも理解できる言葉で援助を表現する**ことです。これからの時代，地域包括ケアシステムとして，住み慣れた自宅や介護施設にて，医療職のみならず介護職，あるいは民生委員や友人，ボランティアも交えて支援にあたる人が必要になります。ですから，なるべくわかりやすい言葉で，このテーマを伝えたいと考えています。

　序章で述べたように，苦しみは希望と現実の開きととらえることができます。

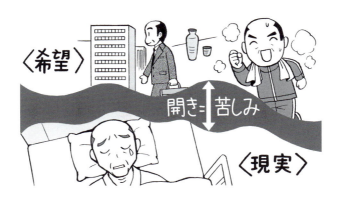

では，先ほど挙げた苦しみの例を，「希望と現実の開き」に分けてみましょう。

1 おなかの痛みがいつもあり，気になっている
　希望：おなかが痛くないとよい
　現実：おなかの痛みがいつもあり，気になっている

2 夜になると眠れなくなってしまう
　希望：夜，眠れるとよい
　現実：夜になると眠れなくなってしまう

3 仕事に行けず，医療費などお金のことが心配
　希望：今まで通り仕事をして稼ぎたい
　現実：仕事に行けず，医療費などお金のことが心配

4 トイレに1人で行けなくなってしまった
　希望：トイレに1人で行きたい
　現実：トイレに1人で行けなくなってしまった

5 もっと家族と一緒に過ごしたいのに，お迎えが近くなってしまい，みんなと別れなくてはいけない
　希望：もっと家族と一緒に過ごしたい
　現実：お迎えが近くなってしまい，家族と別れなくてはいけない

6 みんなに迷惑をかけたくないのに，自分1人では何もできなくなってしまった
　希望：みんなに迷惑をかけたくない
　現実：自分1人では何もできなくなってしまった

7 まだ生きていたい，死にたくない
　希望：まだ生きていたい，死にたくない
　現実：いのちが限られてしまった

いかがでしょうか？　何気ない相手の言葉や態度に含まれる希望と現実の開きに気づくことができれば，私たちは，相手の苦しみに気づく感性を養うことができるでしょう。

苦しみを2つに分けて考える

　苦しみをキャッチできたならば，苦しみを2つに分けて考えてみましょう。答えることのできる（解決できる）苦しみと，答えることのできない（解決できない）苦しみの2つです。

1 ｜ 答えることのできる苦しみ

　私たちは，もし目の前で誰かが苦しんでいるのであれば，職種を問わず，その苦しみに答えようとするでしょう。答えることのできる苦しみであれば，まずは答えることから始めたいと思います。

　痛みで苦しんでいるのであれば，痛みを和らげるように配慮します。痛みの緩和は，医療者だけの仕事とは限りません。普段の生活を知っている家族や介護の人たちも，痛みの評価に参加した方がよいでしょう。湯船につかりたいのに湯船につかれない苦しみであれば，身体介護として入浴介助や訪問入浴を利用し，湯船につかる形で答えることができます。それぞれの専門的な立場で，自分のできる強みをいかんなく発揮して，相手の苦しみをキャッチし，答えていきたいと思います。

　苦しみを，身体的な苦しみ・精神的な苦しみ・社会的な苦しみ・スピリチュアルな苦しみの4つに分類することがあります。人生の最終段階の苦しみといえば，身体的な苦しみに意識が集まりますが，精神的，社会的，スピリチュアルな苦しみもあるという視点を持つことは大切です。

　しかし，医療職だけでなく様々な職種がともに支援にあたる場では，専門用語を用いて細かな分類を学ぶことよりも，「苦しみをキャッチしたならば，答えることのできる苦しみであれば，まずは答えよう」ととらえた方が，有用であると考えています。

　身体的，精神的，社会的な苦しみの多くは，答えることのできる

苦しみに入れることができます。

身体的な苦しみ

　痛みや息切れ，倦怠感などの苦しみを指します。薬物療法を中心にした症状緩和が進歩し，現在ではそばに医療者がいない自宅や介護施設でも，定期的な薬物使用と疼痛時の対応ができれば，痛みを我慢せずに療養することが可能です。標準的な緩和ケアを提供できる在宅医の診療があれば，痛みのために入院を要する患者さんはきわめて少なくなりました。

精神的な苦しみ

　不眠，抑うつ，せん妄などを指します。適切な薬物療法や環境整備，コミュニケーションなどによって対応が可能です。

社会的な苦しみ

　経済的な困窮，社会的な役割の喪失などを指します。紙幅の関係で詳細は省きますが，社会保障制度，地域のフォーマル・インフォーマルサービスなどで対応していきます。

2 │ 答えることのできない苦しみ

　答えることのできる苦しみには，誠実に答えていきたいと思います。しかし，どれほど医学や科学が進歩しても，すべての苦しみに答えたり，解決したりすることはできません。

　人生の最終段階では，今まで1人で何でもできていた人も，やがて歩けなくなり，誰かのお世話にならないと生きていくことができなくなります。当たり前に買い物に行き，家事を行い，お風呂に入り，当たり前に1人でトイレに行くことができていました。こんなことが1つひとつできなくなっていきます。

　事例を通して，患者さんの苦しみを一緒に味わってみましょう。

> 事例

Eさん（75歳女性）
胃がん末期，肝転移，がん性腹膜炎

　Eさんは80歳になるご主人と息子さん夫婦，お孫さん2人の6人暮らしです。今まで大きな病気をしたことがなく，かかりつけ医はいませんでした。73歳になって初めて体調の変化を認め，胃がんと診断され，手術を受けました。しかし1年後には肝転移と診断され，化学療法を受けてきました。1か月前にこれ以上の治療ができないと担当医から言われ，この数か月でめっきり体力が落ちてしまいました。

　家族と一緒に過ごしたいと考えていたEさんは，在宅で医療や介護のサービスを受けることになりました。ある日，担当の訪問看護師に次のような話をしました。

　「私はね，この旦那さんに本当によくしてもらったと思うの。結婚した当時は，本当に貧乏で，食べることで精一杯だった…。でも，本当に旦那さんは，よく働いてくれた。給料日には，2人でおいしいお刺身を食べたことが忘れられません。だから，年老いたら旦那さんの面倒をみて，私がきちんと旦那さんを見送ってから，私が逝くと思っていました。なのに，私の方が先に逝くことになるなんて…。なんでこんな目にあうのでしょうか」。

　「今まで病気ひとつしたことがありません。いつも自治会の役員として，地域の皆さんに喜ばれる仕事をしてきました。毎月，近所の友だちと食事に出かけることも楽しみにしていました。何より孫の成長が楽しみでした。でも，こんな身体になってしまいました。これでは自治会の仕事もできません。食事に出かけることもできません。孫が大きくなるまで一緒に暮らしたいと思っていたのに，そんな夢もかなわなくなりました。もう，今までの私ではなくなってしまいました」。

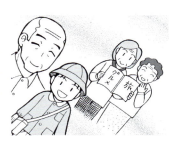

いかがでしょうか？ Eさんの苦しみをキャッチすることができたでしょうか。

- 旦那さんの面倒をみたいのに，私の方が先に逝ってしまう
- なんでこんな目にあうのか
- もう自治会の仕事ができない
- 友だちと食事に行くことができない
- 孫が大きくなるまで一緒に暮らしたいという夢がかなわない
- もう今までの私ではなくなってしまった

このあたりの苦しみを，しっかりキャッチできたらよいですね。

スピリチュアルな苦しみ

スピリチュアルな苦しみは，誰にでもわかりやすい言葉で伝えることが難しいものです。学術的にはいろいろな説明や解説がありますが，ここでは，村田のスピリチュアルペインの定義を紹介します（表）[1]。

「スピリチュアルな苦しみとは，自己の存在と意味の消滅から生じる苦痛である」

この定義は，日本では広く知られてきました。しかし，この言葉だけではなかなかイメージがつきにくいかもしれません。先に紹介した答えることのできない（解決できない）苦しみは，このスピリチュアルな苦しみをわかりやすく紹介したものです。

スピリチュアルな苦しみは，どれほど医学や科学が進歩しても，人間には答えることのできない，きわめて理不尽な苦しみです。このように答えることができない苦しみがあることに気づくと，いかに様々な場面で，この訴えが多いかに気づくことでしょう。

表 スピリチュアルな苦しみ

▶ 自己の存在と意味の消滅から生じる苦痛（無意味，無目的，無価値など）
▶ その理不尽な思いから生まれる苦しみは，答えることができない

[例]
- なんのために生きているのかわからない
- 社会のなんの役にも立っていない
- 自分が自分でなくなっていく
- 私が死んだらこの子はどうなるの
- どうして私ががんにならなきゃいけないの
- なんで死んじゃったの（遺された家族）

〔Murata H：Spiritual pain and its care in patients with terminal cancer：construction of a conceptual framework by philosophical approach. Palliat Support Care, 1 (1)：15-21, 2003. より引用，改変〕

すべての苦しみをゼロにすることはできない

　私たちは少しでも苦しむ人の力になりたいと願い，資格を取ったり，研修を受けたりします。痛みが和らぐように，本人が希望する場所で過ごせるように，家族との時間が少しでも穏やかであるようにと願い，多職種で連携しながら支援を行っていきます。

　今までであれば，とても退院などできないと考えていた人でも，最期の数日を自宅で過ごすことができる時代になりました。たとえ血圧が不安定であったとしても，たっての希望でお風呂に入ることができ，満面の笑顔を見せて，数時間後にお迎えが来る人もいました。

　一方で，力になりたいと思えば思うほど，答えることのできない苦しみに対しても答えようとしてしまうのではないでしょうか。

　例えば，「なんでこんな病気になったのでしょうか」「どうして毎年検診を受けてきたのに早期発見できなかったのでしょう」という問いに次のように答えたら，相手はどのように感じるでしょう。

　「あなたの遺伝子を調べたところ，転座が見つかり，あなたは，生まれてから40歳になるまでにがんになる可能性が35％ありまし

た」「現在の検診では，この病気を早期に見つけることができる確率は 15〜20％といわれています」。

このように正面から答えを与えようとしたり，説明をしようとしたりして，相手は喜ぶでしょうか。「あなたには私の気持ちをわかってもらえない」と，かえって相手との大切な信頼関係を失う恐れがあります。

常に私たちは，この苦しみは，答えることのできる苦しみなのか，それとも答えることのできない苦しみなのかを意識して，関わり続けたいと思います。

どれほど医学や科学が進歩しても，すべての苦しみをゼロにすることはできません。きわめて理不尽な苦しみを抱えた人を相手にしたとしても，誠実に関わり続けるためには，答えることのできない苦しみがあることを心に留めておかなければならないと思います。その上で，理不尽な苦しみを抱えた人が，穏やかになれる可能性があることを学んでいきましょう。

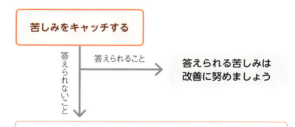

WORK 1

 答えることのできない苦しみに気づく

1. あなたが現場で耳にする「答えることのできない苦しみ」には，どのような苦しみがありますか？

2. その苦しみを問いかけられた時，あなたはどのように言葉をつないでいきますか？

◢ 解説

　"なんで"，"どうして"で始まる問いは，多くの場合，答えることのできない苦しみです。「なぜこの患者さんを受け持ったのだろう」「なぜこの患者さんの家族は病状を認めようとしないのだろう」…，周りの看護師や介護スタッフに話を聴くと，現場にはいかに多くの答えることのできない苦しみがあるか気づくでしょう。

　答えることのできる問い，例えば痛み止めを飲んでもまだ痛みがある時に「どのくらい時間を空ければ次を飲んでいいですか？」といった問いには答えることができます。でもその問いが，答えることのできないものであったらどうでしょうか。

　苦しむ人の力になりたいと思う時，答えなくてはいけないとの思いが強いあまりに，どんな問いにも答えたくなるかもしれません。でも答えることのできない苦しみを前にした時，私たちにできるのは，ともに苦しみを味わうことぐらいです。そのことを認める姿勢を大切にしたいと思います。

WORK 2

 苦しみをキャッチし，苦しみを2つに分ける

1. 次の文章を読んで，患者さん（Fさん）の苦しみを挙げて下さい。挙げた苦しみを，「答えることのできる苦しみ」と，「答えることのできない苦しみ」に分けてみましょう。

事例

Fさん（40歳女性）

卵巣がん末期，腹膜播種，難治性腹水

- -

45歳のご主人，5歳と3歳のお子さん2人と4人暮らし。近くにご主人の両親が住んでいます。

3年前に卵巣がんと診断され，抗がん剤治療，化学療法などを受けてきましたが，半年前に積極的な治療が難しいと診断されました。3か月前から腹水が増えてくるようになり，2か月前から通院が困難になりました。

Fさんは，いつもおなかが張っている苦しさを感じています。夜も眠れないことがあります。今まではお子さんと一緒に近くの公園まで遊びに行くことができていたのに，この1か月で行けなくなりました。母親としてもっと子どもたちの面倒をみたいと願っていたのに，今は一緒に遊ぶことも，料理を作ってあげることもできなくなってしまいました。

また，今までパートをして家のローン返済にあてていましたが，今では医療費もかかり，経済的な不安もありました。「なんでこんな病気になってしまったのだろう？」と，Fさんはいつもつぶやくようになりました。

↘ 解説

Fさんの苦しみはキャッチできたでしょうか。Fさんは次のような苦しみを抱えていると考えられます。

答えることのできる苦しみ
・いつもおなかが張っている
・夜はぐっすり眠りたいのに，眠れていない
・パートで働くことができなくなり，経済的な不安がある

答えることのできない苦しみ
・子どもと一緒に遊びたいのに遊べない
・子どもの面倒をみたいのに，みることができない
・なんでこんな病気になってしまったのだろう

第2章のまとめ

- 苦しみは希望と現実の開きである
- 苦しみは，答えることのできる苦しみと，答えることのできない苦しみに分けることができる
- 答えることのできる苦しみには，答えることができるような支援を行う
- 答えることができない苦しみは，どれほど医学や科学が進歩しても残り続ける

文献

1) Murata H：Spiritual pain and its care in patients with terminal cancer：construction of a conceptual framework by philosophical approach. Palliat Support Care, 1 (1)：15-21, 2003.

Episode 2

まさかの"全権掌握宣言"

　一家の大黒柱であった父親が亡くなり，看取りの往診を行った時のことです。死亡診断書を書いた後に，息子さんから思わぬ宣言がされました。

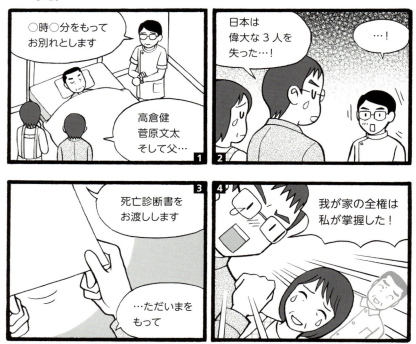

　どんなに困難な状況でもユーモアを忘れず，笑顔が絶えないご家族でした。その時，お父さんも一緒に笑っていたような気がしました。

第3章

相手の支えを
キャッチする，強める

この本の1つの柱となる章です。人は苦しみを通して自分の
"支え"に気づく時，穏やかさを取り戻すことができます。
相手の支えをキャッチするための関わり方，支えを強めるための
具体的な方策について解説します。

第2章では，相手の苦しみをキャッチすることを学びました。苦しみは希望と現実の開きです。そして，苦しみは答えることのできる（解決できる）苦しみと，答えることのできない（解決できない）苦しみに分けられました。答えることのできる苦しみには，答えられるように援助を行うことができます。しかし，どれほど医学や科学が進歩しても，すべての苦しみをゼロにすることはできません。心を込めて最善を尽くしたとしても，「なんで私だけこんな目にあわなくてはいけないの」「1人でトイレに行けないならば，いっそのこと死んでしまいたい」などの言葉を耳にすると，足が遠のき，関わることに苦手意識を持つ人は少なくないでしょう。

第3章では，答えることのできない苦しみを抱えた人への援助について，紹介していきます。たとえすべての苦しみをゼロにすることができなくても，人は穏やかさを持ちながら生きることができます。これは決して一部の人が起こす奇跡ではなく，私たち全員が持っている可能性です。

それはゴミか，宝物か

同じものを見ていたとしても，人によって見え方は異なります。有名な「ルビンの壺」と呼ばれる絵があります。黒い部分を図として認識すると壺の絵ですが，白い部分を図として認識すると，「向き合った2人の顔」に見えます。これは，どちらが正しい見え方か？　という話ではありません。同じものを見ても何を認識するかによって見えるものが異なる，という話です。

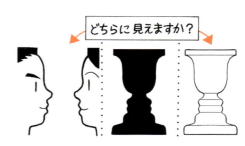

次は，1つの"茶色い塊"を巡る，ある家族の話です。

亡くなったお母さんが住んでいた家が空き家になったため，家族で話し合い新しくアパートを建てることにしました。古い家を取り壊すにあたり，業者に家の整理を依頼しました。業者がタンスの整理をしている時，息子さんに電話がありました。「タンスの中に小さな箱に入った茶色い塊がありますが，捨ててもいいですか」という問い合わせでした。一見，ゴミに見える茶色い塊です。しかし，その茶色い塊がもし息子さんと亡くなったお母さんをつないでいたへその緒であれば，それは大切な宝物に変わります。

何も知らない人ならば捨ててしまう茶色い塊が，息子には大切な宝物に見えるのです。"捨ててもよいゴミ"か，"大切なもの"か，同じものを見ても，人によってその重要性は異なります。

"死"を穏やかなものと見る人がいる

では，"死"はどのように見えるでしょうか？ 一般的に"死"は，怖い，不安，避けるべき嫌なこととして見えるでしょう。誰も，人生半ばでいのちを落としてよいとは思いません。生きていたいと願うことは自然なことであり，死を目の前にして，絶望を感じるのも当然なことです。ところが，同じ"死"でありながら，違った見方をする人がいます。彼らは，"死"を目の前にしても，穏やかである，幸せであると言うのです。なぜでしょうか？

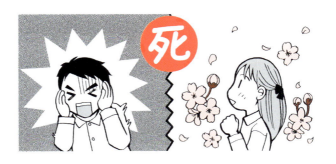

それは，"支え"があるからです。茶色い塊をゴミと見るか，大切なものと見るかの違いのように，"死"を目の前にしても，恐怖や不安としてではなく，"穏やか""幸せ"という見方をする人たちが確かにいます。死を前にしても人が穏やかでいられるのは，大切な支えがあるからなのです。

苦しみを通して気づく"支え"

　普段，私たちは自分に支えがあることなど気づかずに生きています。当たり前のように朝起きて，ご飯を食べて，学校や職場に出かけることができ，当たり前のようにお風呂に入り，トイレに行き，布団で休むことができます。支えなど気にしなくても，毎日の生活を送ることはそれほど困難ではありません。

　ところが，病気になりお迎えが近くなると，様子は一変します。何気ない1つひとつのことが大切に見えてきます。家族と一緒に家で過ごせることが幸せであると気づいたり，何気ない友人の一言が嬉しいと思ったり，1人でお風呂やトイレに行けることが素晴らしいことだと気づいたりします。

　人は，苦しみを通して実に多くのことを学んでいく可能性があるのです。

　ここで少し，たとえを用いて説明しましょう。皆さんの住んでいる町では，夜空を眺めると星は見えますか？　都会では夜空が明るいため，たくさんの星を見ることができません。ところが山奥の山頂付近にでも行けば，きわめてたくさんの星を眺めることができます。どうして同じ夜空であっても，見える星の数が異なるのでしょうか？　それは，夜空が暗いからですね。暗いからたくさんの星を見ることができます。

　人生においても同じです。順調な時，うまくいっている時には，自分に支えがあることに気づかずに生活を送ることができるでしょ

う。しかし，大きな苦しみを抱え，うまくいかなくなると，実は多くの支えが身近にあることに気づきます。

　人はただ苦しむのではありません。それまで経験しなかったような大きな困難があるからこそ，大切な自らの支えに気づきます。すると，同じ困難な状況の中にあっても，世の中が違って見えてきます。気遣ってくれる人の何気ない優しさがとても嬉しかったり，見過ごしていた道端に咲く花に心打たれたりします。決して気が弱くなったのではありません。大切な自らの支えに気づいたのです。

　人によって支えは異なります。同じ病気，同じ家族構成でも1人として支えが同じ人はいません。ですから，臨床の場では病名や家族構成などで決めつけずに，丁寧に，その人が苦しみの中でどんな支えに気づいていくのかをキャッチしていきたいと思います。たとえ苦しみの中でも，本当の支えを得た人は，幸せや穏やかさを見つけることができるはずです。

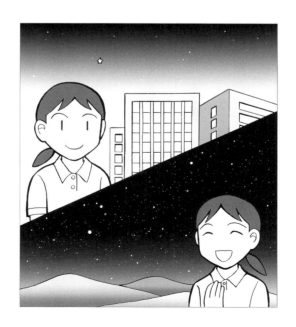

3つの支え

　ここから，支えについて詳しく紹介していきます。

　人は大きな苦しみを抱えていたとしても，穏やかになれる可能性があります。それは，支えがあるからです。

　支えは，大きく3つに分けて考えることができます。「将来の夢」「支えとなる関係」そして「選ぶことができる自由」です。それぞれの現場で苦しむ人と向き合う時，相手がたとえ答えることのできない苦しみを抱えた人であったとしても，もしかすると支えが見つかるかもしれないという意識を持って関わりたいと思います。

　事例検討として話し合う時も同様です。関わりの中でその人の支えをキャッチできていただろうかという視点を大切に，援助の可能性を探ることができます。

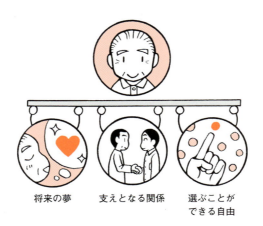

将来の夢　　支えとなる関係　　選ぶことができる自由

将来の夢

　人は，将来の夢を持つと強くなれます。将来の夢は比較的イメージしやすい支えです。

　甲子園出場を目指して練習に励む高校生を例に挙げましょう。小学校2年生の時，父親と一緒に甲子園に高校野球を観に行き，感動したという出来事がありました。そして，いつかは甲子園に行きたいという夢を持って野球を始めました。現在は，高校に進学し，小さい頃からの夢である甲子園出場を目指し，厳しい練習に励んでいます。たとえ苦しい練習であったとしても，将来の夢がある人には，強く生きる力が与えられます。これが将来の夢です。

　人はただ「今を生きている」のではありません。その人の過去の出来事から生まれた将来の夢に向けて，今を生きようとします。将来の夢がしっかり描けている人には，今が困難であったとしても，強く生きようとする力が与えられます。

　人生の最終段階にある人は，残された時間が限られている状況かもしれません。それでも，将来の夢を持つことは可能です。不治の病となり一度は絶望に陥った人が，人生を振り返る中でいろいろなことに気づきます。

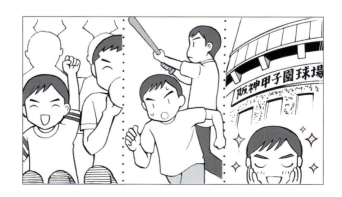

事例

Iさん（75歳男性）

肺がん末期

「高校生の時に家を飛び出して，それ以来一度も実家に帰らず，必死に生きてきました。でも，こうして人生を閉じようとする時に思い出すのは，ふるさとの風景と亡くなった両親のことです。だから，死ぬ前にふるさとのお墓に行きたいと思うようになりました。両親に今まで見守ってくれてありがとうと言いたいのです」

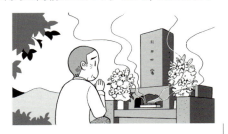

事例

Jさん（43歳女性）

乳がん末期，肺転移，骨転移

「病気を知った時は，なんで私が？と思いました。子どものために一生懸命闘いました。でも，これ以上の治療がないと言われた時には，頭が真っ白になりました。そんな時，先に逝っている母の夢をみました。母も乳がんで47歳で亡くなりました。まだ私が高校生の頃です。その母が，笑顔で私のことを見守ってくれていると思えたら，不思議に怖くなくなりました。そして，きっと私も向こうに逝っても，この子たちのことをずっと見守ることができると思えるようになりました。だから，今はこんな身体だけれど，とても穏やかです」

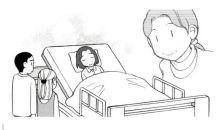

たとえ残された時間が限られたとしても，将来の夢を持つと目が輝きます。将来の夢は，必ずしも現世とは限りません。死を越えた将来の夢も確かな支えになります。

　死を越えた将来の夢を描くことができる人は，たとえいのちが限られたとしても絶望に陥りません。確かな希望を持って，今を穏やかに過ごすことができます。このような支えに気づくためには，相手の死生観を大切にしながら関わる必要があります。

　自宅では，先に逝っている家族の写真などが飾られていることがよくあります。このような写真を眺めながら，先に逝っている人がご本人や家族をどこでどのように見守っていると思うか，意識して問いかけてみて下さい。死生観を語ることで，その人自身が死を越えた将来の夢に気づく可能性があります。

　しかし，死生観を尋ねる問いかけは，とてもデリケートな問いかけでもあります。そのような問いかけの前提として，信頼関係を構築する援助的コミュニケーション（p.12）が必要となります。

　さらには，関わる私たちの死生観も問われます。終末期の人に関わる私たちも，自分自身の人生の終末（エンドオブライフ）について，きちんと考えておく必要があります。

WORK 1

 ## 将来の夢を考える

1. あなたにとって，将来の夢はどのようなことですか?

2. 将来の夢のきっかけとなった出来事には，どんなことがありますか?

3. 先に逝っているあなたの大切な人は，どこであなたのことを見守っていると感じますか？

↘解説

　将来の夢を持つ人は，生き生きと日々を過ごしています。たとえ困難があったとしても，将来の夢がそれを乗り越えていく力になるでしょう。しかし，あまりにも大きな困難を抱えると，将来が見えなくなることがあります。

　そんな時，振り返ってみましょう。なぜこの仕事を選んだのでしょうか。そのきっかけとなった過去の出来事を思い出してみて下さい。決して，自分が1人だけで生きてきたのではないことに気づくでしょう。すると，大きな困難にも向き合う確かな力を得ることでしょう。さらには，あなたにとって先に逝っている大切な人とのつながりも，これからを生きて行く上で大きな支えとなるでしょう。

支えとなる関係

　人は，1人ではとても弱い存在です。しかし，心から信頼できる誰かとの"支えとなる関係"が与えられると，一転して強くなります。支えとなる関係は，対人援助を行う側の私たちに最も求められる役割です。たとえ他の誰からも認めてもらえず，孤独の中で苦しんでいる人がいたとしても，たった1人でもわかってくれる人が現れたならば，きっと穏やかな気持ちで，これから先も生きていくことができるでしょう。たとえ身寄りがなく，施設で長年暮らしていたとしても，施設のスタッフが家族の代わりとして関わることができれば，決してひとりぼっちではありません。

　具体的な例を挙げてみましょう。

事例

Kさん（65歳男性）
肺がん末期，多発骨転移

　「初めて病気を知った時には，担当の先生の言葉を疑いました。毎年健康診断を受け，引っかかったことはありませんでした。タバコも吸いません。お酒もたしなむ程度です。ジムに通って毎週汗を流してきました。健康には自信があったのです。そんな私が病気に負けるはずがないと信じて治療を続けて来ました。仕事を続けながら，抗がん剤治療も受けてきました。食事がとれなくなったり，手足がしびれたり，身体がだるくなったりしたこともありました。仕事にも行けなくなり，落ち込みました。それまでは仕事があるから生きる意味があると信じて働いてきました。

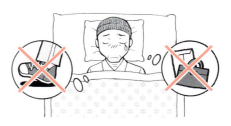

　しかし，仕事に行けなくなった時には，もう生きていても意味がないのではないかと落ち込みました。そんな時，家内と子どもたちの顔が浮かびました。その時には嬉しかったです。仕事があれば，家庭はいらないなんて思いながら働いてきました。そんな私ですが，この病気になって家族のありがたさを痛切に感じました。決して1人ではないのだと知らされました。外来化学療法の看護師さんにもお世話になりました。どんなにつらくても，優しく声をかけ，気遣ってくれている。だから，この3年間，この病気と闘うことができたと思います」

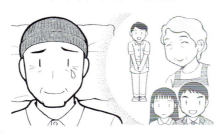

人は，1人では弱い存在です。しかし，自分のことを認めてくれる誰かとの"支えとなる関係"が与えられると，一転して強くなります。Kさんも，病気で仕事ができなくなった時には，生きる意味を失うほどの苦しみがありました。その中で，気づいたのが家族の存在の大きさでした。また闘病中に一緒に闘ってくれている医療関係の人たちも大きな支えになります。健康な時には気づかない大切な支えに，大きな苦しみを通して気づく時，同じ困難を抱えた状況にあったとしても，穏やかさを取り戻す可能性があります。

支えとなる関係は，人とは限りません。動物（ペット）や人を越えた存在（自然や信仰）も，大きな力となります。

事例

Lさん（80歳女性）
慢性心不全末期，慢性腎不全，維持透析

「私は20歳の時，慢性腎不全と診断され，週に3回の透析を受けてきました。同じ年頃の元気な友だちがうらやましいと思ったことが何度もありました。なんで腕に大きな傷をつけながら生きていくのか，なんで週に3回も病院に通わなくてはいけないのと，人生を恨んでいました。今まで人から責められるようなことは一度もしていません。自暴自棄になり，透析に行くことをやめようと思ったこともありました。そうしたらこの忌々しい人生を終わりにできる，なんて思っていました。

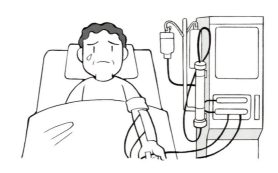

すべてをあきらめようとしていた時，書棚にあった三浦綾子の『塩狩峠』を読みました。苦しむ友人の力になりたいと願うにもかかわらず，友人から冷たい態度をされ続け，やがて友人を憎んでしまう主人公の姿と自分を重ねながら読みました。そして，人から責められるようなことなど何もないと傲慢になっていた自分に気づきました。その時に神の愛を知り，すべてを赦されました。今は心臓も悪くなり，透析にいつまで通えるかわかりません。私のいのちもそう長くはないと感じます。それでも，こんな私を愛して下さっている神様にいつも守られていることを感じられるので，何も怖いことはありません。とても幸せです」

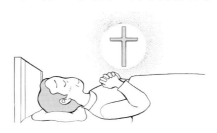

　人を越えた存在とのつながりは，大きな支えです。これは，死を越えた将来の夢にもつながります。そして，次に紹介する「選ぶことができる自由」の1つである，"ゆだねる"という支えにもつながります。日々身体が弱り，自分の自由が失われていく運命であったとしても，すべてをゆだねることができる時，穏やかさを保つことは難しくありません。

　注意しておきたいことがあります。それは，「家族がいるから支えがある」と決めつけてしまうことです。家族がいても，支えにならないことがあります。会うたびにいがみ合い，家庭内別居の状況の家族では，とても穏やかにはなれません。信仰も同じです。たとえ信仰を持っていたとしても，知識だけの信仰であれば，支えにはなりません。大切なのは，その人の穏やかさが保たれているか否かです。それは，その人の言葉や態度を通して見えてきます。

WORK 2

支えとなる関係

1. あなたが苦しんでいる時,支えとなる何かはありますか?

2. 大切な誰か(何か)のために,あなたが強くなれることはありますか?

↘ 解説

　いきなり「あなたの支えは何ですか?」と問われ,すぐに答えられる人は多くはありません。順調な時,うまくいっている時には,自分の支えに気づかずに生きているからです。しかし,苦しい状況に陥ると,身近なところに多くの支えがあることに気づくようになります。

　臨床の現場で相手に問いかける時も同様です。いきなり相手の支えを問うのではなく,その前にしばらくの間,苦しかったエピソードを一緒に味わう時間が大切になります。その上で,支えを問いかけると,いろいろな支えが見つかることでしょう。

　また,自分を支えてくれる何か(誰か)だけではなく,大切な何か(誰か)を思う時にも人は強くなります。これも支えとなる関係の力です。人は,1人では弱い存在ですが,支えとなる関係が与えられることで一転して強くなることができるのです。

　あなたにとっての支えとなる関係はありますか? 人とは異なる自分自身の支えを大切にして下さい。きっとその支えは,困難な課題に対しても,逃げずに向き合い続けるための確かな力になるでしょう。

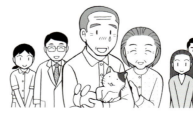

選ぶことができる自由

これまで将来の夢,支えとなる関係を紹介しました。それぞれの支えは,苦しみを抱えた人が強く生きようとする力になることをイメージできたと思います。

しかし,ここで紹介する「選ぶことができる自由」は,少し抽象的で,その意味をつかむことが難しいと感じるかもしれません。そこで,次のように考えてみましょう。

「苦しみを抱えた人がどのようなことを選ぶことができると,穏やかになれるのか？」

多くの人は,苦しむ人の力になりたいと思いながら,答えることのできない苦しみを前に,どのように声をかけてよいかすらわからない時があります。苦しむ人をただ漫然と眺めていても気づかないことを,「選ぶことができる自由」という視点を持って見てみましょう。すると,それまで気づかなかった穏やかになれる関わり方に気づく可能性が広がります。

選ぶことができる自由を知るためには,その逆を考えるとよいでしょう。その大切さが見えてきます。私たちが当たり前と思う1つひとつのことを,もし選べなかったとしたら,いかに大きな苦しみとなるのか,考えてみましょう。

たとえば毎日同じ食事のメニューしか選べなかったら,きっと嫌な気持ちになるでしょう。自由に外出したいのに,いつも決まった場所でしか過ごすことができなければ,不自由であり,苦しいと感じることでしょう。1人の人間として,食事のメニューを選んだり,好きな場所に出かけたりしたいということは,選ぶことができる自由であり,基本的人権です。

しかし人生の最終段階では,様々な形で自由が奪われることが増えていきます。1人でトイレに行く自由すら,奪われてしまうので

す。その苦しみの中で，どのような配慮があれば穏やかさを取り戻せるのかを考えていきたいと思います。

支えを見つける9つの視点

　選ぶことができる自由は，とても大きな概念です。その考え方は，「苦しみを抱えた人がどのようなことを選ぶことができると，穏やかになれるのか？」でした。

　言葉ではこのような表現になるのですが，選ぶことができるといっても，何を選ぶのかがわからないと，援助の方策が見つかりません。ここでは具体的な支えを見つけるために，次の9つの視点を紹介します。

1. 療養場所
2. 心が落ち着く環境・条件
3. 尊厳
4. 希望
5. 保清
6. 役割
7. ゆだねる
8. 栄養
9. お金

　この9つの視点を覚える語呂合わせを紹介しましょう。

「両親尊き 保て役割 ゆだねようかな」

　この語呂合わせの意味は，「両親は尊い」「その役割を保とう」という意味，さらに「ゆだねようかな」と思う気持ちを合わせた語呂と考えてみて下さい。できれば何回も読み込み，暗記できるといいですね。

どんなに解決が困難な苦しみを抱えた人であったとしても、この語呂合わせを唱えるだけで、解決の糸口が見つかることでしょう。

なお、この9つの視点は、選ぶことのできる自由は必ず「9つに分けられる」という意味ではありません。これ以外にも別な視点はたくさんあるでしょう。それでも大きな苦しみを抱えた人で、特に人生の最終段階という励ましが通じない場面において、代表的なこの9つの視点を持つだけで、関わり方が見えてきます。

また、9つの視点はそれぞれ独立して、異なる支えに気づくことでもありません。違う視点から見ても、同じものが見えることがあります。つまり、9つの視点は分類するための視点ではなく、苦しみを抱えた人が穏やかになれる支えに気づくための視点であることを心に留めておいて下さい。

選ぶことができる自由

1. 療養場所 …………………… 両（療）
2. 心が落ち着く環境・条件 …… 親（心）
3. 尊厳 ………………………… 尊
4. 希望 ………………………… き（希）
5. 保清 ………………………… 保て
6. 役割 ………………………… 役割
7. ゆだねる …………………… ゆだね
8. 栄養 ………………………… よう（養）
9. お金 ………………………… かな（金）

具体的に，この9つの視点を紹介しましょう。

1 療養場所

　人生の最終段階を迎えた人が，どこで過ごすことができると穏やかになれるか？と考えてみましょう。ある人は病院の方が安心と考えるかもしれません。ある人は自宅で過ごしたいかもしれません。住み慣れた介護施設で最期まで過ごしたいと希望する人もいるでしょう。本人が希望する場所で療養できることを選べれば，顔の表情は穏やかになれると考えます。

　その「療養場所を選ぶことができる」という希望がかなうように支援できれば，"相手の支えを強める援助"を行うことができるでしょう。

　大切なのは，人生の最終段階を迎えると，歩ける距離が徐々に短くなることを念頭におくことです。今まで当たり前にできていたこと，買い物や散歩なども徐々にできなくなります。家の中を自由に移動することすらできなくなります。

　そんなことはイメージできない，という人もいるでしょう。でも誰もがやがては，1人でお風呂やトイレにさえ歩いて行くことができなくなります。そのような状況になった時，どこで過ごしたいと考えるでしょうか。これは大切な視点です。

　実際の臨床の現場では，自宅で過ごしたいと希望する人に対して，「では自宅で過ごしましょう」と，点と点を結ぶように簡単にはいきません。自宅で過ごしたいと願う人を応援するのであれば，1人での移動が難しくなっても安心して過ごせるための配慮をあわせて考えていく必要があります。特にお風呂やトイレへの移動については配慮が必要です。

2 | 心が落ち着く環境・条件

　人生の最終段階を迎えた人が，どんなことがあると心が落ち着くと思えるのか？ という視点で考えてみます。

　つらい痛みや息切れがないこと，外の景色や風などから自然を感じられること，好きな音楽をイヤフォンではなく音を出して聴けること，面会時間を気にしないで子どもや孫に会えること，口から食べられること，などが考えられます。他にもいろいろ気づくことがあるでしょう。プライバシーが守られること，静かにそっとしておいてほしい時，静かに休むことができることなども穏やかに過ごせる環境・条件ととらえます。

　たとえ病状が重くても，その人が少しでも穏やかになれる可能性を探る視点を持ち続けたいと思います。身体的な苦痛の緩和は，心が落ち着く条件の1つです。苦痛緩和は，「心が落ち着くことを選ぶことができる」支えを強める援助です。同様に，その人が徹底的に病気と闘いたいと希望されるのであれば，闘うことを選べるようにすることも「心が落ち着くことを選ぶことができる」支えを強める援助になります。

3 | 尊厳

　"尊厳"は，とても深く広い意味を持ちます。もし，皆さんが人生の最終段階を迎えたならば，この言葉によってどのような光景を頭に思い浮かべるでしょう。その光景を心に留めながら，どのようなことがあるとあなたの尊厳が奪われるか想像してみて下さい。

第3章 相手の支えをキャッチする，強める

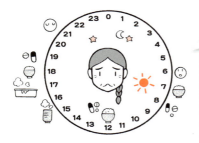

今までは自由な時間に起きて，自由な時間に寝て，トイレに1人で行くこともできていた。でも病院に入院すると，他の人の寝息が気になったり，トイレに行くたびに看護師さんを呼ばないと行けなかったり，朝も決まった時間に起こされて薬を飲みなさいと言われたりする…

料理が得意で子どもたちにたくさんのおいしいご飯を作ってきたのに，もう料理を作ることができなくなってしまった

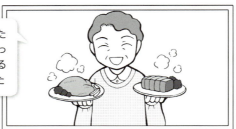

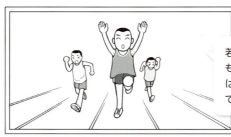

若い時には短距離走で誰にも負けなかったのに，今ではトイレにすら1人で歩いて行けなくなってしまった

今までこだわって大切に守ってきた年末恒例の墓参りに，もう行けなくなってしまった

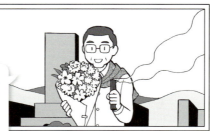

68

このような状況にある人の尊厳を取り戻し，尊厳を維持するには，どのようなことができるのでしょうか。ここでは，「尊厳を取り戻すための"過去"」と「世代を越えて伝える"将来"」について紹介します。この考え方は，尊厳を取り戻すための心理療法として注目されているディグニティセラピー (p.156) の背景となるものです。

1 尊厳を取り戻すための"過去"

　その人の人生を振り返ってみます。どこで生まれ，どこで育ち，どんな人生を歩んできたのかを伺いながら，特に一番輝いていた頃の話に注目します。何をしてきたのか，どんなことに誇りを持っていたのか，果たしてきた役割，達成したことを通して，その人が大切にしてきたこと，重要と思うことを言葉にしていきます。

2 世代を越えて伝える"将来"

　人生を振り返ることにより，その人の学んできた大切な教訓や，重要と思うことが見えてきます。次に考えることは，人生で学んできた大切な教訓や重要と思うことを，大切な人に伝えることです。大切な人に自分の重要と思うことをしっかりと伝えられれば，その人の尊厳は世代を越えて守られます。

　これらの視点を持つと，たとえ本人が話ができなくなったとしても，援助の可能性が見えてきます。家族を通して，その人の人生で輝いていたことや，重要と思うことを伺います。その上で，(本人が話をすることができたら) 家族に伝えるであろう重要なメッセージがあるとすれば，それはどんなことだろうと，家族に考えてもらいます。その家族の言葉は，そのまま本人の尊厳につながります。そして，家族がその言葉を心に留めることができれば，家族と本人との絆は永遠に続きます。

4 | 希望

　たとえ残されたいのちが限られていたとしても，その人にとっての希望は，大きな支えになります。今まで親不孝ばかりしてきたので生きているうちに墓参りに行きたい，生まれ故郷の風景をもう一度見に行きたい，孫の結婚式に出てみたい，などを希望の例として挙げることができます。

　もし目の前に答えることのできない苦しみで悩む人がいたとしたら，どんなに小さなことでもいいので，その人にとって「希望となる何か」を探してみたいと思います。

　しばしば，選ぶことができる自由の視点としての"希望"と，前述した"将来の夢"の区別がわからないという人がいます。この両者の区別をここで厳密に考える必要はありません。臨床の現場で大切なことは，この支えはどちらに該当するのかとアセスメントすることよりも，具体的にその支えを支援することが大切と考えるからです。墓参りに行きたいという希望を支援できたならば，そのアセスメントを"将来の夢"としても，選ぶことができる自由の視点である"希望"としてもかまいません。その人が苦しみを抱えながらも穏やかさを取り戻せるのであればOKとします。

5 | 保清

　保清とは，身体をきれいに保つことです。特にお風呂とトイレは，きれい好きな日本人にとっては一大事です。毎日当たり前に行っているお風呂やトイレに1人で行けなくなることは，その人の自尊心を奪い，生きていることが苦しく，早くお迎えが来ないかと思うほどの苦しみとなります。

　人生の最終段階では，徐々に移動できる距離が短くなります。今まで1人でできていたお風呂やトイレに行くことが，徐々に難しくなっていきます。その苦しみを味わいながら，誰に入浴や排泄の

手伝いをお願いすると，穏やかさを保つことができるのか，という視点を意識して関わります。

　トイレに行くことができないからといって一方的に紙おむつをあてたり，尿道カテーテルを入れたりするのではなく，その人の「選ぶことができる自由」を大切に関わりたいと思います。たとえ這いずってでもトイレに行きたい人もいます。たとえ息が苦しくなったとしても，車いすでトイレに移動したい人もいます。病院や介護施設では安全管理の視点から，このような支援は難しいかもしれません。

　しかし自宅では，たとえ間もなくお迎えが来るであろう人でも，その人の希望に応じた保清を応援することができます。大切なことは，たとえ自分でできていた入浴や排泄が1人でできなくなったとしても，信頼できる誰かに下の世話になってもよいと思えたら，支えは失われないということです。後述する"ゆだねる"という項目と共通するテーマですが，「苦しんでいる人は，自分の苦しみをわかってくれる人がいると嬉しい」という信頼関係を大切に，「下の世話になってもよい」とゆだねられる私たちになりたいと思います。

6 ｜ 役割

　たとえ仕事や家事ができなくなったとしても，たとえ"今までのような私"ではなくなったとしても，その人の役割が残されていて，その人が誰かの役に立っていると思えたならば，支えは失われません。

　料理が得意なお母さんが，病気のために台所に立つことができなくなりました。もう家族に料理を作ってあげることができません。なんでこんな病気になってしまったのだろうと悔しい思いがいつも胸にありました。しかしある時，自分が作ってきた料理を娘に教えることができると気づきました。自慢の味噌汁の作り方を，大切な娘に教えることができると思えた時，たとえ台所に立つことができ

なくても，嬉しい気持ちになりました．

患者さんにとっての"役割"を考える時，次のような問いかけを行うことがあります．

病気になって今までいろいろな苦しい経験，嫌な出来事があったかもしれません．何気ない医療者の一言に傷ついたり，落ち込んだりしたことがあったかもしれません．もし，振り返ってみて，もっとこうしたらよかったなどと思い出すことがあれば教えていただけませんか？ たとえ小さなことであったとしても，その経験は，これから私たちが出会う患者さん，ご家族のケアにきっと役に立つと思います

病気を抱え，今までの役割を1つひとつ失っていく人であったとしても，誰かの役に立てると思えたならば，今を生きる意味を見つけることができます．自分の経験を語ることが誰かの役に立つのであれば，それはその人にとっての支えになるかもしれません．

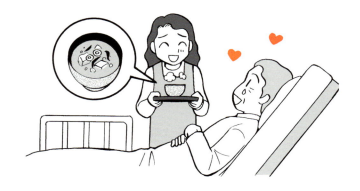

前述の"尊厳"の中にも，役割という視点があります．尊厳の視点における役割は，その人が人生で果たしてきた役割を挙げますが，ここで挙げる"役割"は，今現在の役割を意識します．たとえ

大きな病気を抱えた人であったとしても，役に立つことは残されていないだろうか？　という視点を大切に関わってみたいと思います。

7 | ゆだねる

　自分でできていたことができなくなる苦しみは，答えることのできない苦しみ(p.39)の中の代表的な苦しみの1つです。特にこだわってきたことができなくなる苦しみは，生きる意味を失うほどです。こだわってきたことができなくなる例を挙げてみましょう。

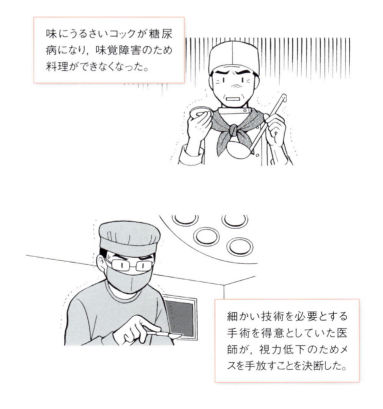

味にうるさいコックが糖尿病になり，味覚障害のため料理ができなくなった。

細かい技術を必要とする手術を得意としていた医師が，視力低下のためメスを手放すことを決断した。

第3章 相手の支えをキャッチする，強める

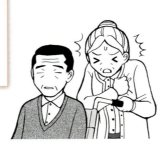

長年連れ添ってきた認知症のご主人の介護をしてきたのに，自分に病気が見つかり，これ以上ご主人の面倒をみることができなくなった。

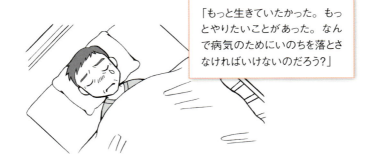

「もっと生きていたかった。もっとやりたいことがあった。なんで病気のためにいのちを落とさなければいけないのだろう？」

　今までこだわってきたことができなくなることは，「早くお迎えが来てほしい」と思うほどの苦しみです。臨床の現場では，「なんでこんな身体になってしまったのだろう，早く向こうに逝ってしまいたい」という声を聴くこともあるでしょう。この苦しみには，どれほど医学や科学が進歩しても，答えることができません。

　しかし，もしこだわってきた大切な何かを他の誰かにゆだねること，手放すことができたならばどうでしょう。きっと支えは失いません。先に挙げた例であれば，次のような可能性が見えます。

料理は自分で作れなくなったけれども，今まで教えてきた教え子に，料理長としての仕事をゆだねてもいいと思うようになった。

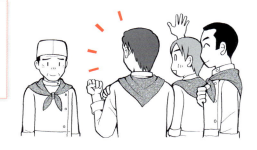

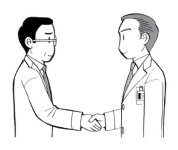

手術はできなくなったけれども，この5年間支えてくれた助手に手術をゆだねてもいい，と思えるようになった。

主人の面倒は私がみると心に決めていたのに，病気になってできなくなってしまった。でも，まるで娘のように信頼できる嫁がいるから，主人はきっと大丈夫だと思えるようになった。

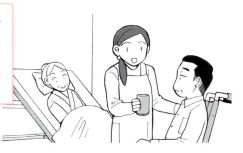

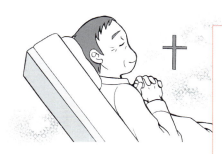

「本当はもっと生きていたかった，もっとやりたいことがあった，でも，病気になっていろいろなことに気づくことができた。こうして生きてきた1つひとつがすべて意味のあることと思えた時，すべてを神様にゆだねることができ，気持ちが楽になった」

"ゆだねる"ことは，人生の最終段階の苦しみを抱えた人にとって最も大きな試練です。1人の人間として，何かにこだわりを強く持ち続ける時，それを他の人にゆだねることはなかなかできません。しかし，いよいよできていたことができなくなった時，心が開かれ，ゆだねる気持ちが芽生えてきます。その時，誰に大切な何かをゆだねるのでしょうか？　誰でもよいわけではありません。信頼できる相手です。誰を信頼するのでしょう。信頼できる相手とは，自分の苦しみをわかってくれる人，理解してくれる人です。

　では，誰がわかってくれる人，理解してくれる人になれるのでしょう？　それは，聴いてくれる人です。第1章で紹介した援助的コミュニケーションが，ここでクローズアップされます。

　苦しんでいる人は，自分の苦しみをわかってくれる人，理解してくれる人がいると嬉しいのです。人生の最終段階という大きな苦しみを抱えた人が，こだわってきた大切な何かを手放してもいいと思えるように，私たちは，その苦しむ人との信頼関係を構築していく必要があります。

8 ｜ 栄養

　ここで取り上げる"栄養"は，栄養評価と摂食・嚥下の2つを意識した支援です。人生の最終段階では，徐々に口から摂れる食事が少なくなっていきます。食支援は，生きることを支える上で大切な視点です。栄養は，栄養の投与方法や食事形態の工夫など，本人や支援者の思いにも関係する広く深いテーマです。人生の最終段階を迎えた人が，どのような栄養サポートがあると穏やかになるかを意識した関わりが求められます。特に経口摂取，点滴，経管栄養など，栄養の投与方法については，本人の希望だけでなく，家族や支援者の思いも大切に，本人の最善を選ぶプロセス（意思決定支援）が大切になります。また，口腔ケアは，家族や介護の人が最期まで行うことができる援助の1つとして重要なものです。

> **事例**

M さん（80 代男性）
認知症末期

介護施設で療養していた M さんは、認知症が進行する以前から最後まで施設で療養することを希望されていました。徐々に衰弱が進む中、やがて口からほとんど食事を摂れなくなりましたが、家族、医療・介護のスタッフで話し合った上で、胃ろう造設は行わず、できるだけ口から食事を摂ることを決めました。

看取り支援に力を入れてきた施設のスタッフは、M さんがどんな時に一番穏やかであったかを振り返りました。すると、亡くなった奥様とよく出かけていた地元のコーヒー屋さんのことを思い出しました。そこで家族と相談し、そのコーヒー屋さんに M さんが好きだったコーヒーを注文することにしました。栄養士にとろみをつける工夫をしてもらい、M さんは奥様の写真を眺めながら、少量ずつ、コーヒーを口にすることができました。

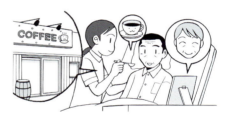

たった一杯のコーヒーであっても、その人の人生にとって大切な意味を持つことがあります。このような視点を持って支援ができる人が増えていくことを願っています。

9 │ お金

病気という苦しみを抱えながら、どうすれば本人も家族も穏やかになれるか、と考える時、経済的な配慮は欠かせない視点です。どれほどよいサービスであったとしても、経済的に厳しければ受ける

ことはできません。どれほどホスピス・緩和ケア病棟に入院を希望されたとしても、経済的な理由で入院できない人が実際にいます。経済的な配慮を意識して関わることは、苦しみを抱えながら穏やかさを取り戻す大切な視点です。

医療費の助成や利用できるサービスがあるのに、それを知らずに経済的な悩みを抱えたままの人も少なくありません。パーキンソン病の患者さんが難病指定による医療費助成の制度を知らず、窓口で医療費を減免なく払っていたというケースもありました。

患者さん本人や家族にとって、お金は大きな問題です。経済的な負担を軽くする手立てを提案することが、本人と家族が穏やかさを取り戻すきっかけになることもあります。

WORK 3

自分にとっての「選ぶことができる自由」を考える

1. あなたが人生の最終段階を迎えて、トイレに1人で行くこともできなくなった時、どこで過ごしたいと思いますか? 誰に下の世話をゆだねたいと思いますか?

_____

_____

2. あなたが人生の最終段階で、あと半年のいのちと言われた時、どんなことがあれば穏やかに過ごせると思いますか?

_____

_____

3. あなたの人生で一番輝いていた時(生き生きしていた時)は、どんな時ですか? その時の様子を1枚の写真で表現してみて下さい。その写真は、何歳ぐらいの時で、あなたは何をしていましたか? どんなことに誇りを持ち、何を達成されたのでしょうか?

4. あなたが人生を通して学んできたことで，大切な誰かに伝えたいのはどんなことですか？

5. あなたが人生の最終段階を迎えたとして，自分にどのような役割が残り続けると思いますか？

6. あなたの人生が残り少ないとなった時，あなたがこだわって大切にしてきた何かを他の誰かにゆだねてもよいと思うことはありますか？ 誰に何をゆだねようと思いますか？

◤解説

　人生は選択の連続です。どの学校に行くのか，理系・文系どちらを選ぶのか，どの仕事を選ぶのかなど，私たちは子どもの頃から選び続けてきました。そして，人生の最終段階でも，選ぶことが求められます。

　今，自分の人生の最終段階を想像するのは難しいかもしれません。しかし，人は選ぶことができる自由がある時に穏やかになること，逆に，その自由を奪われると穏やかにはなれないことを，自分のこととして深く考えてみて下さい。この"選ぶことができる自由"という視点を具体的に援助の中に取り入れていくことができれば，苦しむ人への関わり方が大幅に変わってくるはずです。

第3章のまとめ

- 人は苦しみを通して自らの支えに気づく時，穏やかさを取り戻すことがある
- 支えには，将来の夢，支えとなる関係，選ぶことができる自由がある
- 選ぶことができる自由は，9つの視点（療養場所，心が落ち着く環境・条件，尊厳，希望，保清，役割，ゆだねる，栄養，お金）を意識すると，より具体的な支えが見えてくる
- 苦しみを抱えた人が大切な何かをゆだねるためには，ゆだねることのできる相手が必要である。ゆだねてもよいと思える相手になるためには，援助的コミュニケーションによる信頼関係の構築が欠かせない

Column 3

人生の最終段階に共通する自然経過

　人生の最終段階を迎えても，住み慣れた自宅や介護施設で過ごしたい人がいます。しかし，家族や介護にあたる人が「この先，どうなるのか（どのように最期を迎えるのか）」がわからず，最後まで自宅や施設で過ごすことに強い不安を感じてしまうことが少なくありません。

人は赤ん坊に戻っていく

　人は亡くなるまでにどのような経過をたどるのでしょうか。わかりやすい"たとえ"を紹介します。

　赤ん坊の食事は，成長とともにミルクから離乳食，そして普通の食事に変わっていきます。眠る時間は徐々に減り，起きている時間が増えていきます。そして，寝返りすらできなかった赤ん坊が，やがて首が据わり，寝返りができるようになり，ついには歩き出します。

　人が最期を迎えるということは，この逆をたどります。つまり，徐々に赤ん坊に戻っていきます。老衰や認知症，循環器・呼吸器疾患，悪性腫瘍では，進行の仕方やスピードが異なりますが，徐々に眠くなる時間が増え，食事量が少なくなり，歩くことができる距離が短くなるという点は同じです。

穏やかな最期を迎えるために

　この身体の変化を自然なこととらえれば，関わり方も見えてきます。お迎えが近い人は，食事量が少なくなります。これは自然なことです。一部の認知症の方を除いて，一般的にお迎えが近くなると，おなかがすかなくなります。その人が食べることのできるちょうどよい食事量が身体に合った量であると考えると，家族も介護スタッフも，経口摂取を無理強いせずに支援できるでしょう。

　しかし，少しでも長く元気でいてほしいと願う家族や援助者にとって，食事は生きていくための援助としてあきらめたくないものです。こ

の思いを認めながら，過剰な栄養や水分は，痰がらみや腹水，胸水，浮腫の原因となることを一緒に考えることができればよいですね。その上で経管栄養の量や口からの摂取について最善の方法を選ぶことが，人生の最終段階を迎えた人とその家族の支援に欠かせません。

　同様に，徐々に眠くなる時間が増えていくことや，歩くことができる距離が短くなることも，穏やかに最期を迎える準備として自然なことです。お迎えが近い時には，無理に起こさず，やや暗めの部屋で静かに眠ることができる環境を整えることは，穏やかに最期を迎える配慮の1つとして大切にしていきたいと思います。

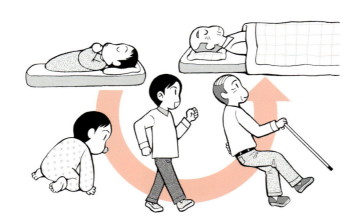

第4章

自らの支えを知る

現場は決してきれいごとだけではありません。
苦しむ人の力になれずに援助者自身も苦しみます。
逃げないで関わり続けるためには，
援助者自身の支えが必要です。

第4章 自らの支えを知る

　ここまでの章で，人生の最終段階で苦しむ人への援助について紹介してきました。聴くことで苦しむ人との信頼関係を構築しながら，相手の苦しみと支えをキャッチし，その支えを援助することで，人生の最終段階を迎えた人にも関わることができます。

　しかし，実際の臨床の現場はそんなに簡単ではありません。力になりたいと願いながら力になれないことがあります。「なんでこんな身体になったのだろう」「早くお迎えが来てほしい」と訴えられ，言葉に詰まる場面があります。何もできないという無力感から，患者さんのもとから足が遠のくこともあるでしょう。

　決して良い話だけではない臨床の現場で，継続性を持って援助を続けられるために求められるのは，援助者自身が自分の支えを知ることです。自らの支えを知ることは，逃げずに困難を抱えた人と関わり続けるために求められる課題として，常に心に留めておきたいテーマです。

自分自身を認めることができる時

　私たちは，少しでも苦しむ人の力になれると思うことができれば，相手がたとえ病状の重たい人であっても，やりがいを持って関わることができます。私たちが，苦しむ人の役に立てるからです。そして，看取りという大切な仕事に関わる自分自身のことを大切に思えるでしょう。

　さらに私たちは，苦しむ人の役に立てるように，技術を身につけ，資格を取り，学び続けることができます。その1つひとつの学びは，苦しむ人の役に立てる自分自身を認めることにつながります。

　次に挙げる事例から，私たちがどんな時に自分自身を認めることができるのか，考えてみましょう。

> 事例

Nさん（85歳男性）
肺がん末期

　1週間ほど前，Nさんは痛みと息切れがひどくなり入院を余儀なくされました。入院後は医療用麻薬などが効き，安静時の痛みや息切れは改善しました。しかし軽労作でも息切れが起きるため，退院することができませんでした。それでもNさんは孫の結婚式に参加することをずっと楽しみにしており，病院から外出許可を得て結婚式に参加することになりました。

　Nさんの受け持ち看護師のCさんは，病棟勤務2年目です。ようやく一通りの仕事を覚えましたが，人生の最終段階の患者さんと関わることを苦手に感じていました。どのように声をかけてよいかわからなかったからです。

　Cさんは，Nさんの外出に同行し，移動中の痛みや息切れの緩和を行うだけではなく，式の前後での休養の配慮などを行いました。そんな中，Nさんは，Cさんに次のように話しました。

　「これまで生きてきて，いろいろな苦労があった。戦争で死にかけたことが何度もあった。日本に戻り必死に働いてきた。しかし，その会社が倒産した時には，すべてが絶望的に思えて死にたいと思ったこともあった。それでも，支えてくれる妻がいて，子どもたちがいた…」。

　Nさんは，病棟では見せたことのない笑顔に包まれていました。そして，結婚式に同行したCさんも，Nさんの喜びを一緒に味わうことができました。そして，看護師になってよかったと心から思いました。

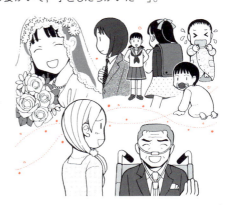

第4章 自らの支えを知る

　誰かの役に立てる時，援助者である私たちは，自分自身を認めることができます。役に立つということは，自分を認める大きな力になります。

自分自身を認めることができない時

　看護師Cさんのように，患者さんや家族からありがとうと喜んでもらえる時，その体験は仕事を続ける力になります。看護師という自分自身を認めることができます。
　しかし，実際の現場はきれいな話ばかりではありません。苦しむ人の力になりたくても力になれない時，無力感のあまり自分自身を認めることができないことがあります。事例を通して考えてみましょう。

事例

Yさん（55歳女性）
乳がん末期，肺転移

　Yさんは15年前の40歳の時，乳がんと診断されました。シングルマザーのYさんは，当時3歳の娘さんと2人暮らしでした。仕事を続けながら，母親として子どもを育てていかなくてはいけません。娘のために，どんなに副作用のつらい治療であっても，弱音は吐きませんでした。同じ病気で闘う友人たちも彼女の支えでした。そして10年間は再発を認めず，仕事と子育てを両立することができました。担当医からも，もう大丈夫と言われて一安心していました。
　しかし，11年目に肺転移が見つかり，再び治療が開始されました。4年間は小康を保つことができました。しかし，今年になり抗がん剤の効果が無くなってきました。肺の転移巣は徐々に進行を認めています。担当医からは，これ以上の治療は難しいと説明を受けました。しかし，Y

さんは受け入れたくありませんでした。

　まだ娘さんは高校3年生です。未成年の娘を残して自分が逝くわけにはいかない，絶対に病気には負けたくないと，担当医から病状説明を受けるたびに自分に言い聞かせていました。

　そんなある日，Yさんは外来化学療法担当の看護師Dさんに対して，今までたまっていた不満をぶつけてしまいました。

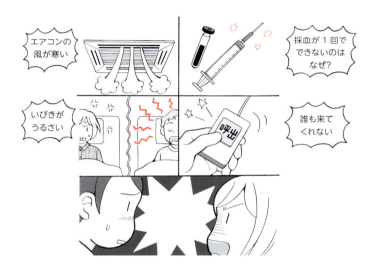

　Dさんは，外来化学療法専門の看護師です。今まで同じような場面を何度も経験してきました。しかし，Yさんの感情の激しさは特別でした。

　その後もYさんはよりいっそうイライラした対応が目立つようになり，小さなことでも激しくクレームを言うようになりました。新人の看護師では対応が難しくなり，Yさんにはいつも看護師Dさんが対応することになりました。

　Dさんは，Yさんの化学療法を行う日の朝は，気持ちが重くなりました。看護師としていつも患者さんや家族の力になりたいと願い，働いてきました。しかし，どんなに関わろうと努力してもYさんは喜んでくれません。「Yさんの力になれない」という思いが強くなった時，これ以上Yさんを担当することがつらく感じるようになりました。

皆さんは，同じような経験をしたことはありませんか？　どれほど心を込めて力になりたいと願っても，相手に伝わらない，喜んでもらえないことがあります。何をやってもクレームをつけてくる患者さんや家族がいます。しかし，これが実際の現場です。力になりたいと思えば思うほど，力になれない自分を認めることできず，苦しくなります。このように力になれない自分でも，認めることができるでしょうか？

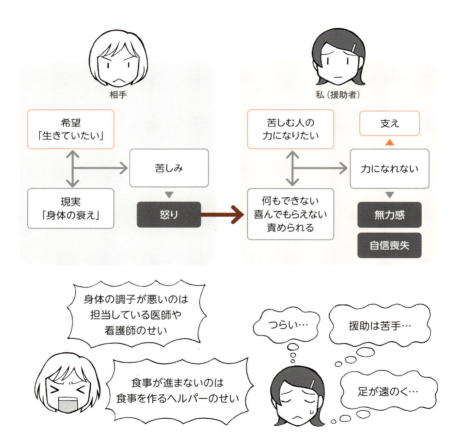

自分に「よくできました」と言えない時

　皆さんは，自分に点数をつけるとしたら何点をつけますか？　前述の看護師Cさんのように，患者さんに喜んでもらえる時には90点以上の点数をつけることができるかもしれません。誰かの役に立っていると思える時は，自分に対して「よくできました」と言うことができます。自分につける点数も高得点になるでしょう。自尊感情・自己肯定感も高く，自分自身を認めることができます（自分を大切と思えることを自尊感情，自分の存在を認めることを自己肯定感といいます）。

　しかし，「力になれない」と感じている看護師Dさんは，自分に何点をつけるでしょうか？　決して100点ではありません。80点どころか，力になれない自分自身に対して50点，40点しかつけないかもしれません。このように低い点数しかとれない時に，自分を大切に思うことなどできるでしょうか？

自分を認めることの大切さ
―「これで良い」という言葉

1 支えに気づくことで見えてくるもの

　第3章で，人は苦しみから学ぶことを紹介しました(p.52)。

　都会の夜空では星が見えないように，普段私たちは，自分に支えがあることに気づかないまま生活を送っているかもしれません。しかし，何らかの理由で苦しみが大きい時，自分には実に多くの支えがあることに気づきます。空が暗くなって初めて，満天の星が見えてくるのです。

　患者さんは苦しみを通して今まで気づかなかった自らの支えに気づく時，表情が変わっていきます。そばに家族がいるだけで安心で

きること，何気ない友人の一言が暖かいことに気づきます。決して気が弱くなったのではなく，大切な支えに気づいたのです。

　苦しみから支えに気づくのは，患者さんや家族だけではありません。支えようとする援助者も，同様に学びます。すると，力になれない自分でも，これで良いと認める可能性が見えてきます。

　低い点数しかとれない自分に対して，自分を認める言葉に「これで良い」があります。とても暖かい言葉です。しかし，注意深く考えると，使い方が難しいことがわかります。「これで良い」は誰が発するのかで，まったく違って聞こえるからです。

　自分で自分自身に言い聞かせる「これで良い」という言葉であれば，それは単なる開き直りにも聞こえます。試験勉強をまったくしないで試験を受けて赤点を取る子どもが，「これで良い」という話ではありません。苦しむ患者さんの力になれなくても仕方がないとあきらめて，できない自分を「これで良い」と認めることとも異なります。この感覚が続くと，私たちは大切な感性を失い，看取りという現場に慣れてしまうでしょう。そして，経験を積む中で，業務的に看取りをこなすだけの流れ作業に陥ってしまう恐れがあります。

2 「これで良い」と言うのは誰か

　私たちは，たとえ関わりが困難な患者さんや家族に出会ったとしても，誠実に支援を続けていきたいと思います。そのために，学び続け，技術を習得していきます。少しでも力になろうとする気持ちを失ってはいけません。しかし，それでも力になれない患者さんや家族の前で，無力感に苦しみます。そんな私たちに対して，誰が「これで良い」と言うのでしょう？

　皆さんはなぜ，今の仕事についたのでしょうか。きっと，医療や介護の仕事につくためのきっかけとなった出来事があったと思います。そして資格を取るための学校でも，いろいろな困難があったことでしょう。そのような時，どんな支えがありましたか。きっと皆さんを支えてくれた友人や先輩や先生がいたはずです。

さらには，資格を取り仕事を始めてからも，いろいろな苦労があったことでしょう。患者さんや利用者さんを前に，力になれない時は無力感に苛まれ，足が遠のいたり，仕事を続けることに困難を感じたりしたこともあったでしょう。そのような時，誰が皆さんを支えてくれたのでしょうか？

　私たちは，大きな苦しみの中にいる時にこそ，決して1人だけで生きてきたのではないことに気がつきます。今まで出会った患者さん，利用者さん，家族，友人，志をともにする仲間，あるいは人を超えた大いなるものとのつながりが，そこにあったはずです。

　「これで良い」は，私が自分自身に言い聞かせる言葉ではありません。この言葉は，私たちが今まで生きてきた中で，私たちを応援し，支えてくれた多くの"誰か"からの赦しであると感じています。

WORK 1

自分にとっての"支え"を考える

1. あなたはなぜ，現在の仕事を選んだのでしょう？ この仕事を選んだきっかけについて考えてみましょう。

---

2. 仕事を始めた頃は，誰が支えてくれたでしょうか？ 苦しかった時，悩んでいる時に支えとなったものは何でしょうか？

🔽 解説

あなたは，今まで決して1人で生きてきたわけではありません．平坦な道だけではない中で，多くの人の支えがあったことでしょう．

支えてくれた人として，今まで出会い，お別れした多くの患者さんや家族の方の顔が浮かぶ人も多いと思います．

その1人ひとりの思いが，今のあなたを知らない間に支えてくれたことに気づく時，たとえあなたが「力になれない私」であったとしても，彼らは「これで良い」と赦してくれることでしょう．

順調な時には，自分の支えに気づくことは難しいかもしれません．しかし，自分に力がなく，無力としか思えないほど苦しい時に，本当の支えに気づきます．すると，苦しむ人の力になれない自分でありながら，逃げないで関わり続けられる確かな力を得ることができます．苦しむ人と逃げないで関わるために心に留めておきたいのは，「**誰かの支えになろうとする人こそ，一番，支えを必要としています**」ということです．

第4章のまとめ

- 人生の最終段階にある人への援助の場面で，逃げずに関わり続けるためには，援助者自身の支えが必要となる
- 援助者自身を認める言葉として「これで良い」がある
- 「これで良い」は自分自身に言い聞かせる言葉ではなく，私を支えてくれる人から与えられる赦しの言葉である

Episode 3
お母さんを一文字で表すとしたら?

　本人の人柄を伺う問いかけとして,家族に「どんなお母さんですか?」と尋ねることがあります。

　50代の母親が,がんの末期状態となりました。訪問を数回重ねる中で,心配そうに介護をしている息子さんに「どんなお母さんですか?」と尋ねました。でも,「うーん…」と言ってなかなか返事がきません。そこで,質問を少し変えてみました。

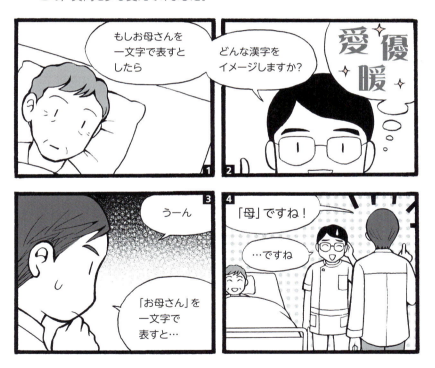

　確かに,お母さんを表す漢字は…"母"ですね。
　息子さんにとって,お母さんは"お母さん"という存在そのもの。そんな当たり前のことに気づかされた一言でした。

第 **5** 章

援助を言葉にする
― 事例で学ぶ援助の実際

この章では具体的な事例検討の解説を行います。
困難な事例に対して何をしてよいかわからないと感じていた人も，
援助を言葉にすることでアプローチの方法が見えてくるはずです。
人生の最終段階の人に関わることに対する苦手意識を，
自信に変えていきましょう。

第1章から第4章までは，人生の最終段階にある人への援助方法を"苦しむ人への援助と5つの課題"として紹介してきました。第5章では，事例を挙げながら実際の援助の進め方を紹介します。

　今後ますます，人生の最終段階を迎えた人が住み慣れた地域で最後まで過ごせるための援助が求められます。そこに関わるのは医療者だけではありません。看取りの援助は介護スタッフも，家族も，友人も，関わるすべての人に求められることです。他職種を交えた事例検討のための会議やカンファレンスの機会もあるでしょう。そこでこの章でも，医療の専門職でなくてもわかりやすい言葉で，何をしたらよいかを伝えることを意識して解説していきます。

　まず，序章で紹介した「下の世話になるくらいなら，早くお迎えがきてほしい」と訴えるAさんのような患者さんを思い浮かべながら，次の場面について考えてみて下さい。

　あなたは援助を必要とするAさんの担当になりました。Aさんは，今までできていたことが徐々にできなくなり，やがて近い将来お迎えが来ることが予想されています。

　Aさんの力になりたいと医療職や介護職，地域の友人やボランティアさんたちが集まり，作戦会議を開くことになりました。さて，あなたは集まった皆さんに，どのように協力をお願いしますか？

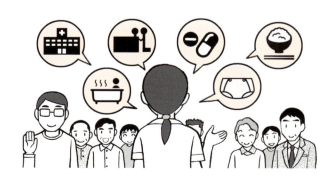

このような場面で，集まった1人ひとりにAさんの援助について，わかりやすく伝えることができるとよいですね。ここで求められるのは，何をするとよいのかをなるべく具体的な言葉で伝えることです。抽象的な言葉で「寄り添いましょう」とか，「暖かい人間性を持って関わりましょう」と伝えることは決して否定しません。関わる姿勢としては，大切な言葉です。

しかし，相手は日に日に弱っていく人です。「なんでこんな身体になってしまったのだろう」「早くお迎えが来てほしい」と話す人です。抽象的な言葉だけで，苦しむ人と関わることはできません。何をするとよいのか，援助をわかりやすい言葉にする力が必要です。

この章では，そのための具体的な方策を学んでいきましょう。

事例紹介の文章から，苦しみと支えをキャッチする

事例検討の問題点は，すでにいろいろな情報が文章として手元にあることです。実際にはこれだけの情報を得るためには，相当の努力が必要になります。というのも，苦しんでいる人は，自分の苦しみをすべての人に話すとは限りません。「何か気になることはありますか」と尋ねても，相手に心を開かない人は，たとえ大きな苦しみを抱えていたとしても「気になることはありません」と答えるでしょう。

第1章で紹介した援助的コミュニケーション(苦しんでいる人は，自分の苦しみをわかってくれる人がいると嬉しい)がすべての基本になります。その上で，事例を読みながら，どのように検討をしていくかを紹介しましょう。

1 | 苦しみのキャッチ

　事例を読みながら,まずは苦しみのキャッチを意識します。ここでは,痛みや息切れなどの身体的な苦しみだけに注目するのではありません。

　苦しみは,希望と現実の開きです。事例紹介で記述されている患者さんの希望と現実の開きを意識しながら,事例を丁寧に読んでいきます。すると,何気ない言葉や態度に苦しみのメッセージが含まれていることに気づくでしょう。

　苦しみは大きく2つに分けてとらえます。解決できる苦しみと,解決できない苦しみです。ここまでは,「答えることのできる苦しみ」と「答えることのできない苦しみ」という言葉を使ってきましたが,事例検討ではより具体的な方策を考えることを前提として「解決できる苦しみ」「解決できない苦しみ」という言葉に置き換えて説明をしていきます。

　身体的,心理的,社会的な苦しみの多くは解決できる苦しみととらえ,解決できる方策を考えます。しかし,すべての苦しみが解決できるとは限りません。特に人生の最終段階では,今までできていたことが1つひとつできなくなっていきます。買い物や家事ができなくなり,やがて自分で入浴や排泄ができなくなっていきます。「なんでこんな身体になってしまったのだろう？」という苦しみは,どれほど医学や科学が進歩しても解決できない苦しみです。事例検討でも,このような苦しみにも注目していきます。

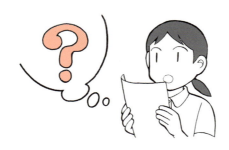

2 | 支えのキャッチ

　たとえ苦しみをすべて解決できなかったとしても，人は穏やかに過ごせる可能性があります。それは，その人に支えがあるからです。病気やけがや困難や悲しみを通し，苦しむ前には気づかなかった自らの支えに気づく時，人は穏やかさを取り戻す可能性が残り続けます。援助者である私たちは，苦しみを抱えた人に残されているその人の支えを，意識してキャッチしていきたいと思います。

　支えとして，「将来の夢」「支えとなる関係」「選ぶことができる自由」の3つを紹介しました(p.54)。事例検討では，比較的キャッチしやすい「選ぶことができる自由」から考えることをお勧めします。選ぶことができる自由は，関わるための具体的な方策も見つけやすいからです。これは抽象的な概念なので，具体的な9つの視点を紹介しました。覚え方は「両親尊き　保て役割　ゆだねようかな」でしたね(p.64)。

　事例検討の文章を読む時には「どんなことが選べると，穏やかになれるのだろう」「この状況で，残された役割やゆだねることがあるのか」「経済的な配慮は？」「尊厳に関する情報は？」などと意識するだけで，見え方が変わるでしょう。

　続いて，「支えとなる関係」について意識します。「誰とのつながりがあれば，安心できるのか」を意識するだけでも，見えてくるものがあるでしょう。関わる私たち自身も，患者さんにとっての支えとなる関係になります。また，先に逝っている誰かとのつながりも支えとなるでしょう。また，人を越えた存在（自然や信仰など）も大きな支えになります。

　将来の夢も大切です。たとえいのちが限られた状況であったとしても，"やりたいこと"があれば，人は強くなります。

　死を越えた将来の夢も大きな支えになるでしょう。先に逝っている人とのつながりを意識しながら死生観を尋ねることができれば，将来の夢の支えをキャッチする感性を養うことができるでしょう。

事例検討シートを活用する

1 │ 様々な角度から支えを探る

　ここで、事例検討シート (p.102) を紹介します。このシートは、苦しむ人への援助と5つの課題を用いて事例検討を行う際に役に立ちます。事例を読みながら、患者さんの"苦しみ"と"支え"を該当する箇所に記載します。

　内容には、苦しみと、それぞれの支えを書き出していきます。同じ内容が別の項目にも再掲されることがあります。例えば、1人でお風呂に入れなくなっても、訪問入浴のサービスを受けることで湯船につかることが選べた時、患者さんは穏やかになることに気づいたとします。この場合、入浴については「選ぶことができる自由」の9つの視点のうち、"希望""保清""ゆだねる"いずれの項目にも入れることができます。同じ内容が別の支えに重複して入っても構いません。清拭ではなく、湯船につかる"保清"を"希望"され、1人では入れなくても、訪問入浴サービスのスタッフに"ゆだねる"とアセスメントすることができます。

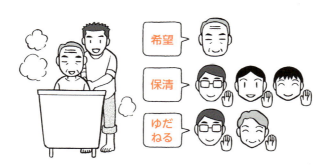

大切なのは，どの分類に入れるかではありません。小さな支えに気づき，その支えを応援することです。そのために，その患者さんをいろいろな角度（視点）から眺めてみる必要があります。視点や見る角度を変えることで，今まで見えなかった支えが見えてきます。

　大切なことは，その人が大きな苦しみを抱えながらも，穏やかになれる支えについて，1つでも2つでも多くキャッチできる感性を養うことです。その上で，書き出した支えについて具体的に，誰がどのように支援できるかを整理しながら考えることができればよいのです。

　様々な角度から事例を見る時，ある視点からの記述が事例紹介の文章に書かれていないことがあります。例えば，"ゆだねる"ことを意識して事例を読んでも，そこに該当する記載が見当たらないこともあるでしょう。その時にも「ゆだねることはない」と決めつけず，本人や家族に伺ってみたい内容として残しておいて下さい。

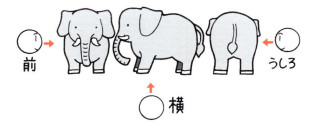

▶事例検討シート

			内容
苦しみ	解決できる苦しみ		
	解決できない苦しみ		
支え	選ぶことができる自由	療養場所	
		心が落ち着く環境・条件	
		尊厳	
		希望	
		保清	
		役割	
		ゆだねる	
		栄養	
		お金	
	支えとなる関係		
	将来の夢		
援助者への支援（自らの支えを含む）			
事例を通して学んだこと			

2 │ "苦しみ"と"支え"を言葉にする

　事例を通して，その人が穏やかになれる支えをキャッチするために，様々な角度（視点）から穏やかになれる条件を探します。すると，いろいろな内容が浮かび上がってきます。その内容を，該当する箇所に書き出していきましょう。

　その内容について，具体的に誰が，どのように関わるとよいかを意識して記載します。支えを強めることができるのは，一部の認定資格を持ったエキスパートだけではありません。医療の資格を持った人たちだけでもありません。医療を専門としない介護スタッフも家族も，関わるすべての人が行うことができる援助だからです。この点をより深く意識するためには，事例検討シートに「誰が」「何をするか」といった項目を設けるとよいでしょう。

　具体的な例で考えてみましょう。例えば，Bさんは「庭を眺めると穏やかな表情になる」ことがわかったとします。しかし，Bさんは今まで自分で手入れをしていた庭の世話をすることができません。このような状況の中で，具体的な方策として次のような展開ができます（p.104）。

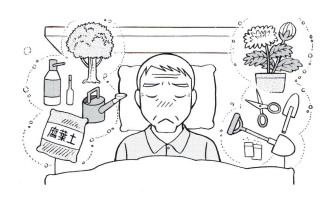

- (Bさんが) 庭の手入れを他の人に任せる [ゆだねる]

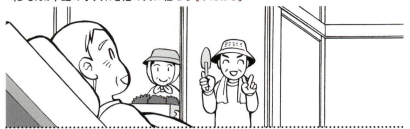

- (Bさんが) 庭の手入れ方法を教える [役割]

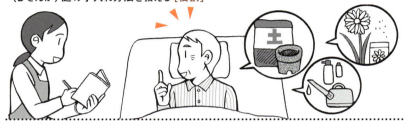

- 庭が見えるようにベッドの位置を整える [希望, 心が落ち着く環境・条件]

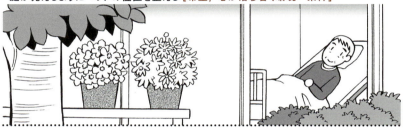

- 移動できない時には, 庭の花をベッドサイドに届ける [希望, 心が落ち着く環境・条件]

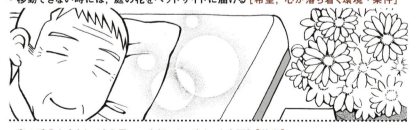

- 庭の手入れをされてきた思い, 大切にしてきたことを伺う [尊厳]

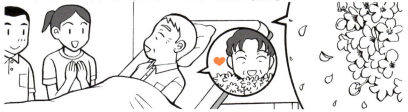

3 "何気ないこと"から援助は展開できる

「庭を眺めると穏やか」ということからだけでも，実に多様な援助の展開ができます。もし，Bさんが施設に入居していれば，自宅の庭を撮影した写真を持って行くなど，違う援助の方策が考えられるかもしれません。

何気ないことが多くの意味を持って見えてくる時，私たちは，その意味の1つひとつに対する援助を具体的に考えることができるようになります。そしてその援助を言葉にすることができた時，人生の最終段階にある人に関わることへの苦手意識が自信に変わってくるでしょう。初めは病歴を振り返るだけで精一杯でも，いろいろな視点を意識しながら事例検討を繰り返すことで，その人の病気をみるのではなく，"1人の人"としてとらえることができていることに気づくはずです。

4 援助者自身の支えについても振り返る

いくら事例検討で様々な方策を考えても，実際に患者さんに関わる中では，うまくいかないことも多々あるでしょう。チームとして援助を継続していくためには，援助者自身の支えも必要となります。

事例検討では，関わる1人ひとりの支えを振り返ることも大切にします。自分自身だけではなく，関わるチームの支えについても意識した振り返りができるとよいでしょう。

5 事例を通して学び続ける

どれほど心を込めて援助を行っても，満点を取ることは難しいものです。臨床の現場では，一例一例から学び続ける姿勢が求められます。患者さん1人ひとりからの小さな発見を積み重ねていくことが，日常業務に流されず，大切な感性を養うことにつながります。

事例検討の実際

ここからは実際の事例を紹介します。先ほど説明した事例検討の進め方を思い浮かべながら、読み進めて下さい(事例の内容をイメージしやすくするため、ストーリーの一部をマンガにしています)。

事例 1

病状を認めようとしないOさん(42歳女性)
スキルス胃がん末期,肝転移,がん性腹膜炎

[家族構成]

45歳のご主人,6歳の息子さん,4歳の娘さんの4人暮らし。近くにご主人のご両親が住んでいる。

[経過]

小学校教員のOさんは,3年前にスキルス胃がんと診断されました。予後半年以内の可能性があると言われながらも,手術,抗がん剤治療,先進医療(保険診療の対象に至らない先進的な医療技術等と保険診療との併用を厚生労働大臣が認めたもの)を受けてきました。治療開始から2年間,病状は安定していました。しかし半年前よりがん性腹膜炎による腹水が徐々に増えてきました。そして2か月前,これ以上の積極的な治療ができないことを担当医から告げられました。

現在は腹水貯留のため,長く歩くことができません。1か月前から,訪問診療,訪問看護,訪問服薬による在宅医療を受けるようになりました。生活面では,介護保険を導入し,近所に住む義母に子どもたちの面倒をみてもらうようになりました。食事量は元気な頃の3割程度となり,トイレまでの移動はできますが,1人でお風呂に入ることはできなくなりました。日常生活に支障をきたす痛みはありませんでしたが,Oさんは,いつもイライラしていました。

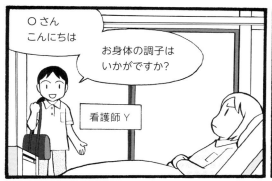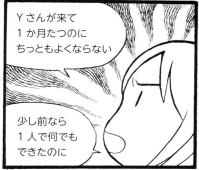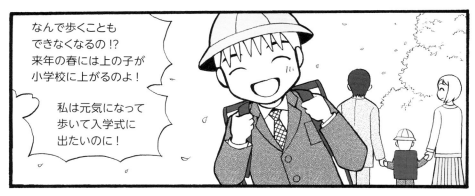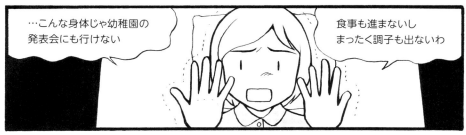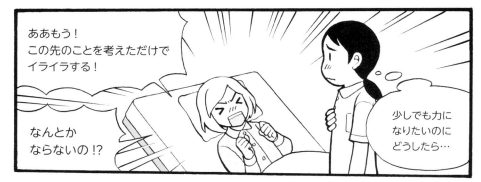

治療抵抗性の胃がん末期のOさんは，医師による適切な緩和ケアにより，日常生活に支障をきたすような痛みはありませんでした。しかしOさんは，病状の進行により歩けなくなっていくことや食事が進まないことに，いつも苛立ちを感じていました。自身の病状を認めようとしないこのような状態を"否認"といい，困難な状況に対する防衛反応の1つと考えられています。このような患者さんとどう関わってよいかわからず，援助者の足が遠のくことがあります。

　しかし，どれほど困難な事例であったとしても，関わり方は共通です。これまでの章で紹介した苦しむ人への援助と5つの課題が基本となります。つまり，援助的コミュニケーションを用いて信頼関係を構築しながら，相手の苦しみをキャッチし，さらには，相手の支えをキャッチして，その支えを多職種で強めることです。ここでは，その後のカンファレンスの様子を通して，具体的な援助がどのように展開されたかをみていきましょう。

[カンファレンスの様子]

　Yさんの所属する訪問看護ステーションでは，Oさんの援助についてカンファレンスが開かれました。訪問看護ステーションの管理者Kさんは，苦しむ人への援助と5つの課題による事例検討シートを用いながら，Oさんの援助について，Yさんに以下のアドバイスを行いました。

1. 病状を認めようとしない苦しみに対して，病状説明を行うことではなく，まずは徹底的にOさんの苦しみを聴いてみよう。苦しんでいる人は，自分の苦しみをわかってくれる人がいると嬉しい，だからこそ，まずは聴くこと。Oさんとの信頼関係を構築することが最初の一歩。

2. 苦しみをキャッチできたならば，解決できる苦しみは解決する約束をしよう。

3. どれほど心を込めて力になりたいと願っても，すべての苦しみを解決できるわけではない。残り続ける苦しみの中でも，Oさ

んが穏やかになれる可能性を探りたい。そのためには，どんなことがあれば，Oさんが"穏やか"になれるのか，事例検討シートの項目を意識しながら，話を伺ってみよう。
4. 小さなお子さんを抱えたOさんの苦しみは，きわめて大きく，時に怒りを関わる人に向けることがある。援助にあたる1人ひとりの自らの支えも大切になる。

[その後の経過]
　カンファレンスを終えた看護師のYさんは，なるべく肩の力を抜いてOさんに関わるようにしました。看護師の資格を持っていたとしても，すべての苦しみをゼロにすることはできないことを知り，たとえ力になれなくてもまずは関わり続けることが大切であることを学んだからです。
　まずは，今までどんな思いで治療を続けて来たか，Oさんの思いを丁寧に聴くことから始めました。
　初めて病気を知った時，頭の中が真っ白になったこと，それでも絶対に病気に負けないと心に誓い，どんなにつらい治療でも耐えようと闘ってきたことを聴きました。そして，徐々にOさんの心が開いていく中で，闘病中のつらかった時の支えを伺いました。
　一番の支えは子どもたちでした。結婚してもなかなか子どもに恵まれず，不妊治療に通い，ようやく長男が生まれたのが結婚して8年後の36歳の時でした。続いて長女が生まれて，幸せの只中で，胃がんと診断されました。たとえつらくても，子どもたちのことを思うと耐えていけると思いました。いつもイライラしているOさんですが，子どもたちの話をしている時は，不思議に穏やかでした。
　Yさんはその後もOさんのもとを訪問するたびに，Oさんの思いに丁寧に耳を傾けました。Oさんの言葉を反復し，時折訪れる沈黙の時間もOさんが思いを巡らせている時間として大切に，次の言葉がつながれるのを待ちました。話を伺っていく中で，Oさんの表情が変わっていく様子がわかりました。

第5章 援助を言葉にする —事例で学ぶ援助の実際

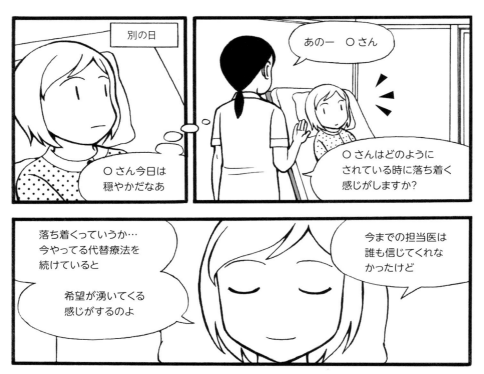
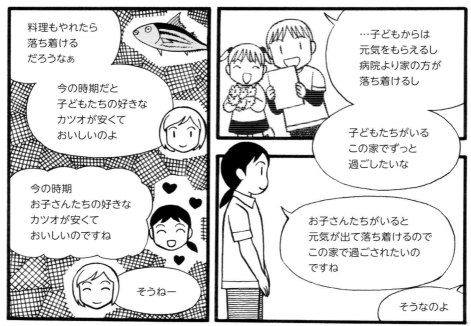

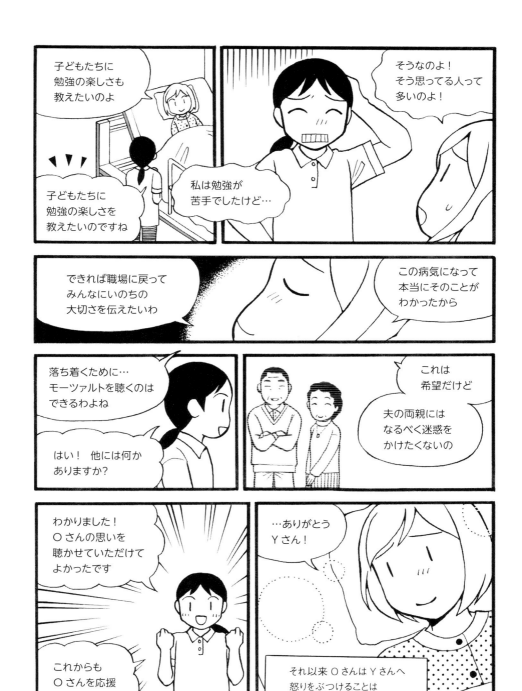

解説

1 | 援助的コミュニケーション

　Oさんが日常生活に支障のきたすような痛みがないにもかかわらず，いつもイライラしていた理由はなんでしょうか。ちっとも病状が改善せず，この1か月で歩けなくなり1人でお風呂に入ることもできなくなったからです。自身の病状の変化に納得ができない思いからイライラして，訪問看護師にあたってしまいました。

　このような場面では，「病状をきちんと理解していないようなので，担当医からきちんとした病状説明を受け，病状を理解させる必要がある」と考える人もいます。しかし，Oさんは，どれほど病状の説明を受けても，現状を受け入れようとはしないでしょう。

　何が今起きているのか，誠実に事実を伝えることは大切です。しかし，ただ事実だけを伝えたとしても，それが援助になるとは限りません。Oさんは「あなたには，私の苦しみをわかってもらえない」と考えるでしょう。

　「苦しんでいる人は，自分の苦しみをわかってくれる人がいると嬉しい」という対人援助の基本を考えた時，ここでは徹底的に"聴くこと"が大切になります。具体的には，丁寧な反復と沈黙を行います。援助にあたる専門職（医師・看護師など）は，つい説明をしたくなります。しかし，Oさんのように，心の苦しみを抱えた人の場合には，何よりも聴くことを実践する必要があります。しっかりとした信頼関係を構築した上で，解決できない苦しみが残りながらも穏やかになれる可能性を探るとすれば，「どんな時に，Oさんが穏やかになれるのか？」を意識した問いかけとなるでしょう。

　Oさんの事例は，きわめて困難なものです。そのOさんの援助も，事例検討シートを用いることで，何をしたらよいかを言葉にすることができます。

▶ Oさん(42歳女性)の事例検討シート

		内容
苦しみ	解決できる苦しみ	胃がん・がん性腹膜炎に伴う身体的な苦痛
	解決できない苦しみ	病気がよくならないこと，歩けなくなり1人でお風呂に入れなくなったこと，幼稚園の発表会に行くことができないこと，食事が進まないこと
選ぶことができる自由	療養場所	子どもたちのいる自宅で過ごせること
	心が落ち着く環境・条件	代替療法を続けること，痛みがないこと，子どもたちと一緒に過ごせること，大好きなクラシック音楽を聴くこと，ご主人の両親に迷惑をかけないこと
	尊厳	勉強の楽しさを伝えること，いのちの大切さを伝えること
	希望	元気になりたい，代替療法を続けたい，元気になって歩けるようになって買い物に行きたい，子どもたちに料理を作りたい，長男の入学式に参加したい，子どもたちの成長を見守りたい，元気になって職場(小学校)に復職したい
	保清	事例紹介には記載なし
	役割	人生で学んで来たことを伝える役割
	ゆだねる	事例紹介には記載なし
	栄養	事例紹介には記載なし
	お金	事例紹介には記載なし
支えとなる関係		子どもたち(他にもあることを念頭において，本人から伺う)
将来の夢		入学式に参加したい，職場(小学校)に復職したい

2 | 苦しみをキャッチする

　まずは，丁寧に苦しみをキャッチします。その苦しみを，解決できる苦しみと解決できない苦しみに分け，解決できる苦しみは解決できるように対処します。

解決できる苦しみ

　胃がん・がん性腹膜炎に伴う身体的な苦痛は解決できる苦しみとして適切な症状緩和を行うことができます。すでに在宅医療により，症状緩和のための治療が提供されています。これからさらに病状が進んだ場合，その状態に合わせた緩和ケアが提供される配慮が必要になります。

解決できない苦しみ

　Oさんが苛立っていた理由は，解決できない苦しみが大きかったからです。病気がよくならないこと，歩けなくなり1人でお風呂に入れなくなったこと，このままでは幼稚園の発表会に行くことができないこと，食事が進まないこと，これらの苦しみは，どれほど医学や科学が進歩しても解決のできない，理不尽な苦しみです。

　解決できない苦しみの前で，私たちにできることは，そばで一緒に苦しみを味わうことです。そして信頼関係を構築した上で，なおOさんが穏やかになれる可能性を探る方策を考えます。

3 | 支えをキャッチし，強める

療養場所

　Oさんが穏やかに過ごせる療養場所は，自宅です。6歳，4歳の子どものそばにいることが，彼女にとって最も大切な援助であることを意識して，自宅療養を支援します。

　事例検討では触れていませんが，今後予想される身体の変化とし

て，徐々にお風呂やトイレへの移動が難しくなる時期が訪れます。その時に，Oさんがどこで過ごすことを希望するかは，事例紹介の中では記載がありません。このような状況で，Oさんに「最後はどこで過ごしたいですか？」と問いかけることはお勧めしません。「もし将来，お風呂やお手洗いへの移動が1人では難しいと感じた時，どこで過ごしたいと思いますか？」と尋ねてみたいと思います。もし「1人で自由に動くことが難しくても，子どものそばにいたいから自宅で療養したい」と希望されるなら自宅で，もし，「義理の両親には迷惑をかけたくないから，緩和ケア病棟に入院したい」と希望されれば入院できることを応援したいと思います。

心が落ち着く環境・条件

　解決できない苦しみを抱えながらも，どんなことがあるとOさんの表情が穏やかになるのか？　と考えるだけで，関わる可能性が見えてきます。

- **代替療法を続けること**：Oさんは，病気と闘うことを希望されていました。ここでは，治るか治らないかではなく，病気に負けたくない思いを応援してくれること，闘いたい思いをわかってくれることが，支えを強める援助ととらえることができます。
- **痛みがないこと**：詳細な記載はありませんが，Oさんは胃がん，がん性腹膜炎に対して，在宅で緩和ケアを受けています。痛みなく過ごせることは，基本的人権と考え，本人が希望する痛みの緩和を提供します。特に，夜間や休日に痛みが出た時の援助を速やかに行えるように，在宅では予測指示を用意しておくことが必要です。
- **子どもたちと一緒に過ごせること**：Oさんにとって，子どもたちと一緒に過ごせることは，穏やかに思える一番の方策ですね。詳細は，"療養場所"と"支えとなる関係"の項目を参照して下さい。
- **大好きなクラシック音楽を聴くこと**：クラシック音楽を聴くことができると穏やかになれるようであれば，当然，音楽を聴ける環境を大切にします。自宅では，自由な時間に音楽を聴くことができま

す。どのような音楽が好きなのかを伺ったり，その曲に関する思い出を伺ったりすることも，支えを強める援助になります。

- ご主人の両親に迷惑をかけないこと：Oさんが穏やかと思える援助の1つは，「ご主人の両親には迷惑をかけたくない」という思いを支援することです。とはいえ，いずれ自分で自分のことをすべてすることはできなくなります。その苦しみを認めた上で，ご主人の両親とどのように折り合いをつけていくかは大きな課題となります。

ここでは，「ご主人の両親には迷惑をかけたくない」ことを私たちが心に留めて，Oさんの思いを聴くことが第一となります。その上でOさんが何を選んでいくのかを，丁寧に支援していきましょう。

尊厳

Oさんのように意志を強く持っている人に関わる上で，"尊厳"は重要なポイントになります。事例紹介では，勉強の楽しさを伝えること，いのちの大切さを伝えることが挙げられていました。Oさんは学校の教師として，教えることを本業としてきました。結婚し，子どもを授かり，いのちがいかにかけがいのないものであるか学んだことでしょう。できれば，信頼関係を構築した上で，自分の人生を振り返り，大切な人に思いを伝えるディグニティセラピー（p.156）を行うことができればよいかもしれません。

Oさんが人生で大切と思うこと，重要と思うことを丁寧に伺い，誇りに思うことや達成したことを言葉にしてもらい，人生で学んできたことを大切な誰かに伝えることができれば，Oさんは穏やかさを保ち続けることができるだけではなく，残された家族にとっても，Oさんの思いを忘れずに覚えておくことができるでしょう。

希望

たとえ病状が進んでいっても，1人の人間としての希望を尊重し，その希望を応援することは大切な援助となります。

Oさんは，いくつか希望を挙げていました。「長男の入学式に参

加したい」「子どもたちに料理を作りたい」「子どもたちの成長を見守りたい」「元気になって職場（小学校）に復職したい」…そのすべてはかなわないかもしれません。しかし，厳しい病状説明をするだけではなく，その夢を聴くことだけでも，"私の希望をわかってくれる人"として，関わり続けることができるでしょう。

　挙げられた希望の中でも，いくつかかなうことがあるかもしれません。「入学式に参加したい」希望であれば，入学式用の服を着て写真撮影をすることはできるかもしれません。「料理を作りたい」希望も，やがて台所に立つことができなくなったとしても，娘さんに秘伝の料理のレシピを伝えることはできるかもしれません。

　「子どもたちの成長を見守りたい」という希望も，死を越えた将来が描けるならば，希望がかなう可能性は残り続けます。一見現実的ではないと思われる「職場に復職したい」という希望でさえ，闘病中に学んだことを教材にすることで，間接的に職場復帰できる可能性もあるのです。

　私たちは患者さんが持つ希望について，「できない」とあきらめずに，1つでも希望がかなう可能性を探り続けたいと思います。

保清

　事例紹介には，保清に関する記載がありません。しかし病状を認めようとしない苦しみを抱えるOさんが，お風呂やトイレに1人で行くことができなくなった時，入浴や排泄について，どのような方法を選ぶのか，これについては丁寧に関わる必要があります。

　Oさんの何よりの希望は，自分でお風呂やトイレに行くことでしょう。それがいよいよできなくなっていく時，希望は絶望となり，しばしば「早く死なせてほしい」と言われることもあります。

　たとえ1人でトイレに行くことができなくなったとしても，心から信頼できる誰かに下の世話をゆだねてもよいと思えたならば，支えは失いません。保清の維持は，その人の尊厳を守る上でも大切な関わりです。

役割

　病状が進んでいっても，Oさんが誰かの役に立っている，自分には役割があると思えたならば，穏やかさを保つことができるでしょう。どんなことがOさんにとって役に立っていると思えるかは本人が決めることであり，周囲が決めることではありません。

　"希望"の項目で挙げた，料理のレシピを教える役割，ご自身の闘病を通して学んだいのちの大切さを子どもたちに伝える役割が見えてくると，穏やかさを保つことができるかもしれません。

ゆだねる

　最も難しい課題の1つが，この"ゆだねる"ことです。今まで自分のことは自分でしてきたOさんです。子どもの面倒をみること，食事を作ったり，成長を見守ったりすること1つひとつに，Oさんはこだわりを持ってきました。そのこだわりを誰かにゆだねることができれば，穏やかさを保ち続けることができます。もし，Oさんが心から，子どもたちの面倒をみることを信頼できる誰かにゆだねてもよいと思えたならば，Oさんの目の前の光景は違って見えることでしょう。

　しかし実際には，相当に困難であることが予想されます。Oさんと1対1で向き合い，徹底的に苦しみを聴く中で，可能性が見えてくるかもしれません。

　繰り返しになりますが，Oさんが「ゆだねてもよい」と思えるためには，その前提として援助者との信頼関係の構築が欠かせません。「少し状態が落ち着いたら考えてみましょう」などの安易な病状説明は，かえって信頼関係を失う可能性があります。

　この後，Oさんの病状は進行しいくでしょう。でも，信頼関係を築かなければと焦っても意味はありません。時には，本人が「ここまでがんばったから，後は任せよう」と思えるまで，待つことも必要です。

栄養

栄養についても，細かな記載はありません。しかし，元気になりたいという希望を強く持っているOさんには，「食べて力をつけたい」という思いがあると考えられます。がん性悪液質の状態では，多くの栄養を摂ることが難しい状況になりつつあるのかもしれません。しかし本人の希望に沿った食事を支援することは，大切な援助です。比較的食が進む喉越しのよいそうめんやゼリーなどの食材を，工夫できるとよいですね。また，口腔ケアはどのような状況であったとしても，関わるすべての人が行える大切な援助です。

お金

経済的なことについての記載はありませんが，Oさんは40代であり，医療保険3割の自己負担は決して安くはないでしょう。「記載がないから問題はない」と決めつけずに，経済的な負担がないか意識しながら本人やご主人に伺ってみましょう。

支えとなる関係

Oさんが生きていたい一番の理由は，子どものためです。不妊治療を経て生まれてきた子どもたちは，かけがえのない存在です。その子どもたちとのつながりを感じられるための配慮は，自宅であっても，将来入院することになったとしても，継続していきましょう。

「どのようなお子さんなのですか」「これからどんな大人になってほしいですか」など，本人と子どもたちとのつながりを強める問いかけを意識して，関わっていきます。

事例検討の文章には，その他の情報の記載はありません。記載がなくても，穏やかになれる条件として，支えとなる関係は大きな力を持ちます。闘病中の支えを伺ったり，歩んできた人生での支えなどを伺いながら，ご主人との関係性や，職場の仲間や友人たちとの関係性なども伺ってみましょう。

将来の夢

　死を越えた将来の夢について伺うことには，相当の訓練が必要になります。あまり考えたくないと思う人も少なくないからです。

　特に，子どものことを思い，生きていたいという強い希望を持っているOさんには，安易に死を越えた将来の夢を伺うことは避けた方がよいでしょう。

　入学式に参加したいことや，職場（小学校）に復職したいという希望を伺ってみます。もちろん，その希望がかなうかはわかりません。それでも，希望を否定せずに関わる中で信頼関係が培われてきた時，Oさんは誰にも打ち明けられなかった不安や苦しみを吐露するかもしれません。そして，先に逝っている親しい誰かとのつながりを意識した問いかけなどから，Oさんの死生観を尋ねてみることができるかもれません。もし，「亡くなったお母さんが自分を見守ってくれている」など，先に逝っている誰かとのつながりをしっかり確信しているのであれば，Oさんはこれからもずっと，大切な子どもたちとのつながりを維持することができるでしょう。

4 ｜ 事例1のまとめ

　自分の病状を認められない患者さんの場合，困難事例として，関わる私たちもしばしば苦しみます。経験を積んだベテランのスタッフであっても，関わることに難しさを覚えるでしょう。

　解説では援助の可能性を示しましたが，必ずしもこのように展開できるとは限りません。心を込めて関わっても何もできないという苦しみに苛まれる人もいます。それでも逃げないで関わり続けるためには，援助者自身の支えも大切になります。

　その上で，誠実に逃げずに関わり続ける時，必ず道は開けます。どんなに困難な事例であったとしても，苦しむ人への援助と5つの課題を用いて援助を継続することで，関わる可能性が見えてくるでしょう。

次に紹介するのは，1人暮らしのUさんの事例です。この事例では，介護スタッフやケアマネジャーなど他職種の思いを含めて紹介していきます。他職種が連携しUさんの支えを強めるアプローチをどのように進めていくか，一緒に考えながら読み進めて下さい。

事例 2

1人暮らしで自宅での生活を希望するUさん（85歳女性）
心不全末期，変形性膝関節症，高血圧症

[家族構成]

独居。ご主人は10年前に他界。お子さんはなく，兄弟もすべて他界。

[経過]

Uさんは60代の頃から高血圧症，心不全，変形性膝関節症のため通院していました。徐々に買い物が不自由になり，家事援助や環境整備など介護保険のサービスを受けるようになりました。

80歳を過ぎた頃から通院も困難となり，訪問診療，訪問看護，訪問服薬の医療サービスを受けるようになりました。

1人暮らしのUさんでしたが，自分の家には愛着がありました。ご主人と結婚して移り住んだ我が家は，Uさんにとって自分の人生そのものでした。できればこの家でずっと過ごしたいと，心から思っていました。一方で，このまま年を重ねても，1人で自宅で過ごせるのか？　という不安もありました。

やがて85歳を迎え，いよいよ足腰が弱くなってきました。1人でトイレに行くことも難しくなりました。食事の量も少なくなってきました。しかしUさんは，病院や施設に行くことを希望しませんでした。また，胃ろうによる経管栄養や，点滴なども希望しませんでした。時が来たら自然に枯れていくように逝くことを希望していたからです。Uさんの希望を尊重し，最後まで自宅で過ごせるように，多職種チームによる支援が行われていました。

第5章 援助を言葉にする―事例で学ぶ援助の実際

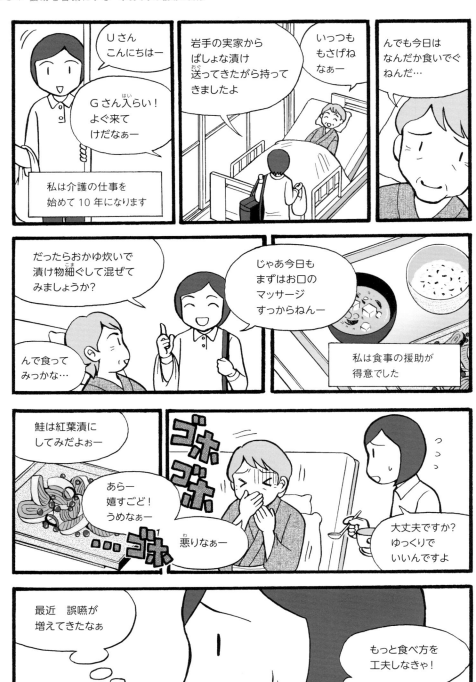

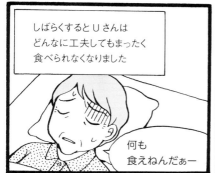
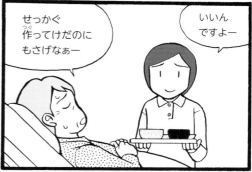
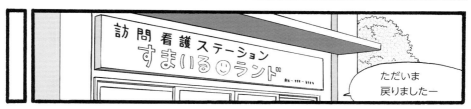
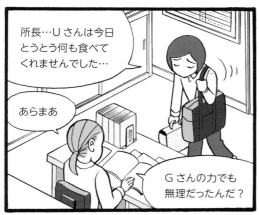
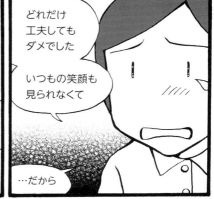
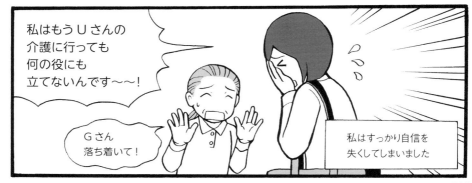

今後，独居で看取り対応を希望されるUさんのような例は増えていくでしょう。たとえ1人暮らしであっても，住み慣れた自宅で，できれば人生の最後まで過ごしたいと希望される方は少なくありません。

　しかし訪問介護を行っているGさんのように，今まで食べることができていた人が徐々に食べられなくなっていく看取りの支援に苦手意識を持つ人は少なくありません。どれほど心を込めて支援にあたっても何もできないと落ち込んでしまったり，看取りに関わることに苦手意識を持ってしまったら，どのように患者さんに関わっていけばよいのでしょう。あるいは，そのような援助者に対して，どのように声をかけていけばよいのでしょう。

　医師・看護師から医療的な情報を正確に収集することも大切です。しかし，生活の場である自宅で看取りを前提として関わる時には，血圧・体温・尿量などの数値だけでなく，何よりも患者さんの顔の表情を大切にすることが必要です。「どんなことがあると，間もなくお迎えがくるその人が，穏やかだと思えるのか？」という視点です。

　もし，毎日きちんと血圧や体温や尿量を測定することが本人にとって穏やかになれる条件であれば，毎日の測定は大切です。しかし，バイタルサインを測定することだけがすべての人にとって援助になるとは限りません。

　では，Uさんはどんなことがあると穏やかな表情で過ごせるのでしょうか？　この視点を意識すると，相手が間もなくお迎えが来る人であったとしても，関わり方が見えてきます。

　次のページから，その後のUさんへの関わりを見ていきましょう。

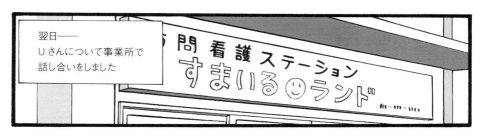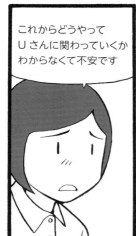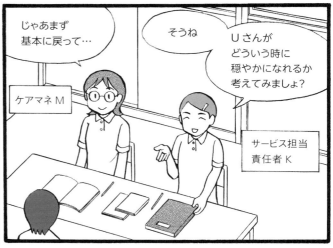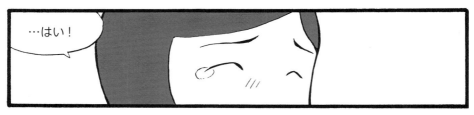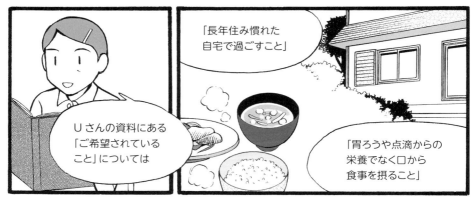

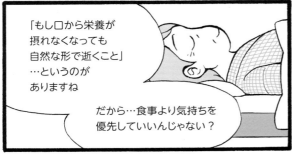
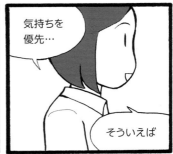
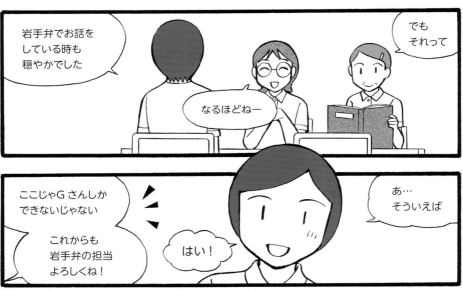
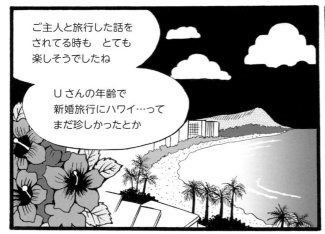
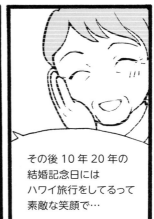

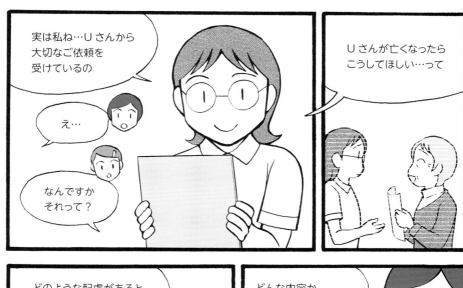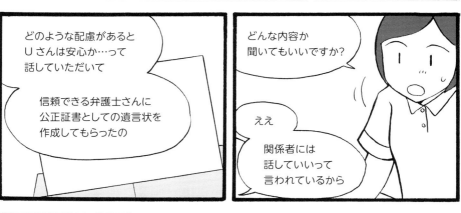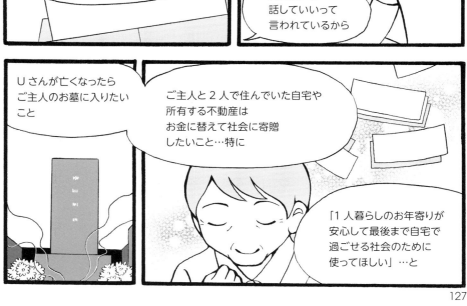

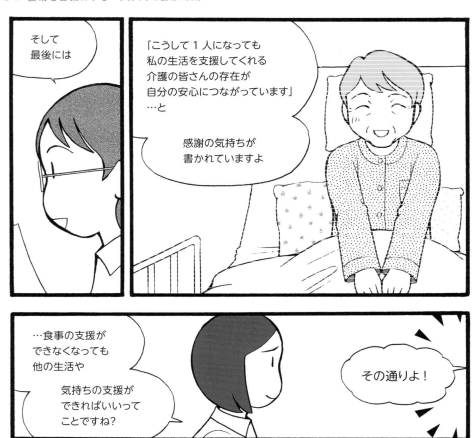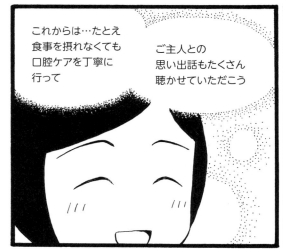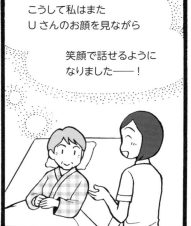

解説

　人生の最終段階では，今までできていたことが1つひとつできなくなっていきます。食支援であったり，環境整備であったり，できることがあればよいですが，徐々に介入できるサービスが減っていく中で関わり続けることに苦手意識を持つ援助者もいます。

　励ましが通じない看取りの現場で，援助者が最後まで関わるために必要なことは何でしょうか。それは，「何をしたらよいか」という援助の具体的な方策を言葉にすることです。

1 ｜ 援助的コミュニケーション

　援助的コミュニケーションは，すべての基本となります。しかし，高齢で徐々に衰弱が進む人の多くは，会話すること自体が難しくなります。援助的コミュニケーションとして，1対1の対応（反復・沈黙・問いかけ）などを学んでも，本人との会話ができなければ援助的コミュニケーションができないと考える人もいるでしょう。

　でも話ができないから援助的コミュニケーションをあきらめ，苦しみのキャッチも，支えのキャッチも行わずに援助を行うとすれば，それはきわめて事務的な関わりになってしまうでしょう。そして，関わる人たちも，看取りの支援という大切な仕事に魅力を感じることはできなくなるでしょう。

　たとえ本人との会話が徐々に難しくなっていったとしても，本人が伝えたいと思われるメッセージをキャッチできる可能性は残ります。どんな人生を歩んできたのか，どんなことに誇りを持ち，何を達成されてきた人なのかを，それまでの本人との会話から，あるいは家族との会話を通してキャッチし，それを言葉にして本人に返すことができれば，援助的コミュニケーションは成立します。

　Uさんは，徐々に食事量が少なくなり，傾眠傾向も強くなっていきますが，どんなことがあるとUさんが穏やかになれるのかを意識すると，関わり方が見えてきます。事例検討シートを用いて考えてみましょう。

▶ Uさん（85歳女性）の事例検討シート

		内容
苦しみ	解決できる苦しみ	膝の痛み，このまま1人暮らしで年を重ねても自宅で過ごせるのか？という不安
	解決できない苦しみ	徐々に身体が弱り，外出できず，食事の量が少なくなってしまったこと
選ぶことができる自由	療養場所	住み慣れた自宅で過ごせること
	心が落ち着く環境・条件	住み慣れた自宅で過ごすこと，田舎（岩手県）の方言で会話する時，海外旅行のハワイの話，心不全による苦しさがないこと
	尊厳	事例紹介には記載なし
	希望	住み慣れた自宅で過ごしたい，胃ろうや点滴などからの栄養ではなく，口から食事を摂りたい
	保清	事例紹介には記載なし
	役割	1人暮らしのお年寄りが安心して最後まで自宅で過ごせる社会のために，手持ちの不動産を遺贈して社会の役に立てること
	ゆだねる	介護の人たちに保清の維持をゆだねること，信頼できる弁護士に相談して，手持ちの不動産を遺贈して社会貢献すること
	栄養	胃ろうや点滴などからの栄養ではなく，口から食事を摂ること，丁寧な口腔ケア
	お金	事例紹介には記載なし
支えとなる関係		亡くなったご主人，生活を支援してくれる介護の皆さん
将来の夢		亡くなったらご主人と同じお墓に入りたい

2 | 苦しみをキャッチする

　事例検討シートに挙げた内容について，援助の方策を具体的に考えてみましょう。

解決できる苦しみ

　がんである，ないにかかわらず，身体的な苦痛の緩和は解決できる苦しみの1つとして大切にしたいテーマです。Uさんには膝の痛みがありました。慢性疼痛としてオピオイドも適応になります。
　また，心不全のエンドステージでは，呼吸苦などにも配慮が必要になります。この場合でも，モルヒネを代表とするオピオイドは，症状緩和を行う上で大切な薬となります。痛みや苦痛の緩和は最優先の課題として，大切にしたいと思います。
　このまま1人暮らしで，自宅で最後まで過ごせるのか？　という不安も，解決できる苦しみとして挙げました。地域によって異なりますが，医療と介護の連携が整っている地域であれば，独居の方への看取りの援助もすでに実践されています。病院と同じような"管理"ではなく，あくまで生活の場での支援として行われるのが，自宅での看取り援助です。顔の表情を大切にしながら，関わるすべての人が援助を言葉にすることができれば，質の高い看取りを実践できるでしょう。

解決できない苦しみ

　Uさんは，年齢に伴う自然な経過を過ごしてきたこともあり，事例紹介の中ではあまり多くの苦しみを表出されていません。それでも，1人で買い物に行くなど今までできていた外出ができなくなること，楽しみの1つである口から食べることが徐々にできなくなっていくことは，解決できない苦しみです。この苦しみに対して，励ましではない方法で援助を行うことが現場では求められます。ここに，看取り援助の難しさがあります。しかし解決できない苦しみは

残り続けたとしても，Uさんが穏やかな表情になれる可能性を意識して関わることができれば，道筋が見えてきます。

3 | 支えをキャッチし，強める

療養場所

Uさんは，住み慣れた自宅で過ごすことを希望していました。ご主人と結婚して移り住んだ我が家は，Uさんにとって人生そのものだったからです。

何気ない家の景色も，その人にとってかけがえのない大切な景色です。たとえ建て付けが悪くなっていたとしても，たとえシミだらけの天井であったとしても，たとえ新幹線の線路のそばで騒音と振動が続いていたとしても，その人にとって住み慣れた場所は，安心できる場所です。新生児にとって，どんなに優れた保育器よりもお母さんのおなかの中の方が安心するのと同じです。

Uさんが住み慣れた自宅で過ごしたい希望を考える時，「療養場所を選ぶことができる」という支えを大切にしたいと思います。徐々に衰弱が進行し，提供できるサービスがほとんどなくなっていったとしても，療養場所を選ぶことができる自由を援助することは，私たちに残された大きな役割です。訪問介護を担当するGさんにも，その支えを強めるという役割を果たすことができます。Gさんが，Uさんの役に立っていると思えるならば，関わり続ける自信になるでしょう。

心が落ち着く環境・条件

Uさんのように自然な衰弱を迎えている高齢者であっても，援助の視点は，その人の心が落ち着く環境・条件には，どのようなことがあるかを考えることです。

ここでは，いくつか注目してみたい内容を挙げます。

・田舎（岩手県）の方言で会話する時：不思議に人は，自分の生まれ

故郷の話をするだけで笑顔を取り戻すことがあります。Ｕさんの場合には，生まれ故郷の東北弁で会話することが，穏やかな表情になる１つのきっかけになります。

「ふるさとの　訛なつかし　停車場の　人ごみの中に　そを聴きにゆく」という石川啄木の有名な短歌があります。Ｕさんにとって東北の方言に触れる時は，暖かく懐かしい思いになる瞬間です。訪問介護を担当していたＧさんは同じ岩手県の出身だったため，訪問の時には田舎の言葉で会話をしていました。Ｕさんにとって　Ｇさんは，懐かしい田舎の言葉で話ができる，大切な存在であったでしょう。

私たちは援助を提供する職種として，自分の専門性を磨くだけでは十分ではありません。それぞれの地方のお国自慢に精通し，その方言をいくつか覚えておくだけでも，援助の可能性が広がります。

・海外旅行のハワイの話：Ｕさんにとってハワイは特別な場所です。新婚旅行だけでなく，10年，20年の結婚記念日にもハワイに出かけています。部屋をよく観察すると，ハワイの民芸品や，ハワイでご主人と一緒に写っている写真があります。ハワイに関する話をすることで，Ｕさんは穏やかな時間を過ごせるでしょう。たとえ，徐々に眠る時間が増えていったとしても，Ｕさんの耳元でハワイに関する話をしながら，ご主人との思い出を話題にすることは，Ｕさんが穏やかになれる援助です。

・身体的な苦しさが少ないこと：事例紹介には記載がありませんが，心不全による苦しさへの配慮も，穏やかに過ごせる条件の１つとして大切にしたいと思います。

尊厳

高齢になり，１人で自分のことができなくなったとしても，尊厳を守る配慮は最も大切な援助です。何気ない言葉かけ１つでも，尊厳を守る配慮を行うことができます。認知症介護で有名になったユマニチュードもその１つです。相手の"人間らしさ"を尊重し，１

人の生きている人間として関わる姿勢を大切にしたいと思います。

　その基本的な姿勢を持ちながら，Uさんの人生を振り返ってみます。岩手県で生まれ，その後どのような人生を送ってきたのか。ご主人との出会いや，人生で輝いていた頃の話を伺ってみます。その上で，誇りに思うことや達成してきたことなどを通して，私たちにどのようなメッセージを伝えたいのかを丁寧に聴いていきます。本人が自分の大切にしてきた何かを誰かに伝えることや残すことができた時，穏やかさを保ちながら過ごすことができるでしょう。

希望

　どんなに小さな希望であったとしても，その希望がかなうことは，本人にとって大切な援助です。
- 住み慣れた自宅で過ごせること：前述した"療養場所"と同じ内容となります。
- 胃ろうや点滴などからの栄養ではなく，口から食事を摂ること：Uさんは，口から食事を摂ることを希望していました。これは，"栄養"の視点でも取り上げるテーマです。このように，違う視点で支えを探していっても，同じ内容が見えてくることがあります。どちらの視点に入れるかが大切ではなく，そのような支えがあることに気づき，具体的な援助を実践することが何より大切です。

保清

　事例紹介では保清についての記載がありませんが，Uさんは1人でトイレに行くことができなくなったとしても自宅で過ごすことを希望されています。

　やがてベッド上で寝たきり状態になったとしても，入浴や排泄についてUさんが任せてもよいと思える関係性を構築していく必要があります。十分な信頼関係を築いた上で，保清の維持ができるよう，ケアマネジャーを中心に訪問介護，訪問入浴，訪問看護などとチームを組んで援助を継続することが求められます。

具体的には,歩ける距離に応じてサービスを細かく調整していく必要があります。簡易式の手すりで移動を楽にする時期,ポータブルトイレを用いる時期,そして,ベッド上で排泄をする時期など,本人の身体の状況に合わせ,本人が希望するサービスを,「ゆだねてもよい」という信頼関係を構築した上で提供できるとよいでしょう。

役割

Uさんには身寄りがありませんでした。そのため,1人暮らしであっても安心して最後まで自宅で過ごせる社会になってほしい,そのために何か貢献したい,と希望されていました。そして自分の不動産などの資産を,1人暮らしのお年寄りが安心して最後まで自宅で過ごせる社会のために役立ててほしいと考えていたのです。

何も遺言を残さなければ,Uさんが亡くなった後,不動産は国の財産となります。しかし,遺贈という形で社会貢献できることを知ったことで,Uさんの社会に貢献するという役割は残り続けます。

日本財団などの公益財団法人には,遺贈についての窓口があります。遺贈は,その人が行うことができる社会貢献の1つとしてこれから注目されるでしょう。

ゆだねる

できていたことができなくなる苦しみの中でも,信頼できる誰かにそれをゆだねることができた時,穏やかさを保つことができます。Uさんの場合には,トイレやお風呂などの保清の維持を,介護スタッフにゆだねることが挙げられました。これも大切な"ゆだねる"視点です。

また,所有している不動産を1人暮らしのお年寄りが安心して最後まで自宅で過ごせる社会のために使ってほしいという希望がありました。これは,信頼できる弁護士に依頼し,公正証書遺言を作成することで,希望をかなえることができます。

栄養

Uさんは，胃ろうや点滴は選択せず，口から食事を摂ることを希望していました。本人の希望する形で栄養を提供することは，本人の選ぶことができる自由の1つとして大切にしたいと思います。

徐々に口から摂れる食事が少なくなり，介護支援にあたるGさんは，力になれないと落ち込みました。しかし，食事を摂ってもらうことだけが援助ではありません。例えば口腔ケアは，最後まで行うことができる援助です。口腔内を丁寧にきれいに保つ援助は，関わるすべての人が行うことができます。

お金

事例紹介には詳しい記載がありません。Uさんは年金暮らしでしたが，所有するアパートや駐車場の収入などから，経済的に困ることはありませんでした。

支えとなる関係

家族や親戚のいないUさんですが，先に逝っているご主人との間には深い絆がありました。ご主人と一緒に出かけた旅行の話や一緒に聴いた音楽など，ご主人とのつながりを意識できたならば，Uさんは決して1人ではありません。

また支援にあたっていた介護スタッフにも大きな信頼を寄せていました。Uさんが書いた公正証書遺言には，「こうして1人になっても，私の生活を支援してくれる介護の皆さんの存在が，どれだけ私の安心につながっているか」との感謝の気持ちが書かれていました。

家族がいないから支えとなる関係がない，とは限りません。Uさんのように，多職種のチームが支えとしてUさんに関わり続けるならば，素晴らしい支えとなる関係となります。

将来の夢

Uさんは，亡くなったらご主人のお墓に入りたいという意思を公

正証書遺言に残しました。この将来の夢をかなえることを約束できれば、Uさんは穏やかに過ごせることでしょう。さらには、将来、Uさん夫妻が所有していた不動産によって社会に貢献できるという夢も、ここでは将来の夢として挙げてよいでしょう。

4 ｜ 事例2のまとめ

　1人暮らしで高齢者のUさんが、心不全のエンドステージ状態となりました。徐々に食事量が少なくなり、今まで食支援を得意としていた訪問介護のGさんは、関わることに苦手意識を持つようになりました。相手が喜んでくれたり、相手の役に立てたりすれば、私たちは関わることに喜びを覚えます。しかし、どれほど心を込めて関わろうとしても、喜んでくれない、役に立たないとしか思えないと、足が遠のき、苦手意識が生まれます。

　しかし、援助を言葉にすることができれば、何をしてよいかわかるようになります。**援助とは、相手の支えを強めることです。**1人として同じ支えの人はいません。同じ病名、同じ家族構成であったとしても1人ひとりの支えは異なります。こうではないかと決めつけず、その人が穏やかになれる支えをキャッチし、多職種連携で強めることができれば、たとえ間もなくお迎えが来ることがわかっていても、人は穏やかさを取り戻すことができます。それは、決して一部の人だけが行える援助ではありません。私たち全員が持つ可能性です。

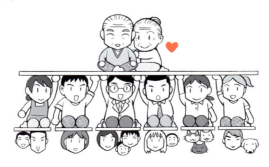

最後の事例として紹介するTさんは,「もう死んでしまいたい」と訴えるエンドステージ状態の患者さんです。働き盛りでがんになり,家族を養うことができない,「もう生きている意味がない」「死にたい」という理不尽な苦しみは,人生の最終段階で表出される苦しみの中で,最も対応の難しい苦しみの1つです。

　このケースでは,ディグニティセラピーという方法を用いました。ディグニティセラピー(dignity therapy)は,終末期の患者さんに向けたケアの1つで,その人の尊厳(dignity)を維持することを目的とする精神療法的アプローチの1つです(p.156)。これまでの人生を振り返り,自分にとって最も大切なことを明らかにしたり,周りの人々に一番伝えたいものについて話をしてもらい,それらを手紙にまとめて本人や家族に渡します。

　ディグニティセラピーを受ける前とその後を通して,Tさんの事例を振り返ってみましょう。

事例 3

「もう死んでしまいたい」と訴えるTさん (55歳男性)
肺がん末期,肝転移,全身骨転移

[家族構成]

　50歳の奥様,21歳の息子さん,18歳の娘さんの4人暮らし

[経過]

　Tさんは2年前に健康診断で肺がんと診断され,大学病院で標準治療を受けてきました。一時期は治療が奏功していましたが,治療開始1年後には徐々に腫瘍マーカーの上昇を認めました。

　精査の結果,全身に骨転移があることがわかりました。完治は困難な状態であり,これからは緩和ケアを中心とした医療に切り替えることを担当医から告げられました。

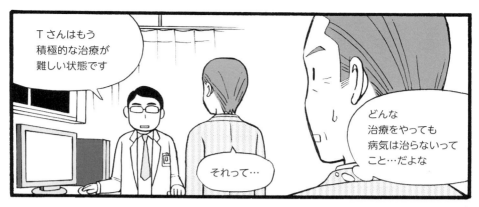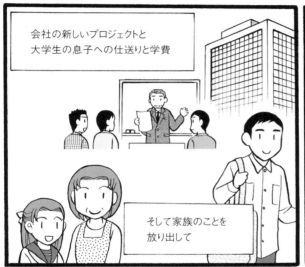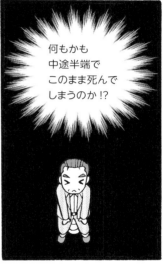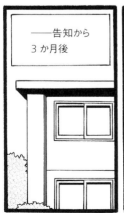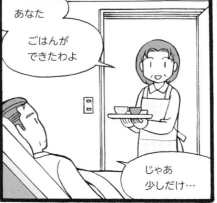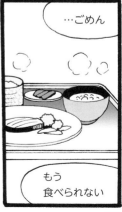

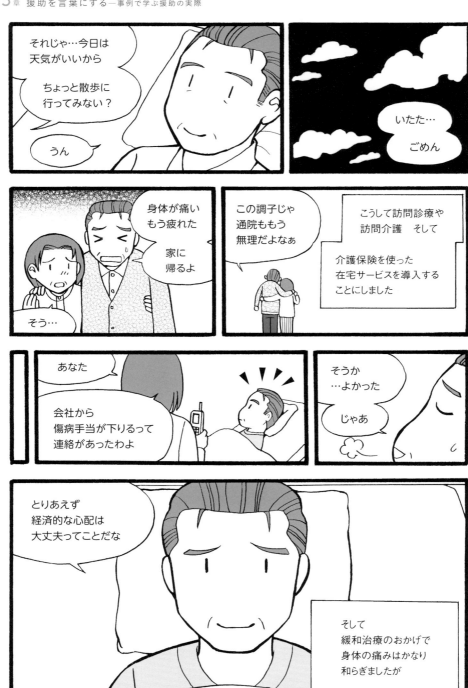

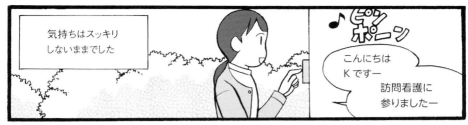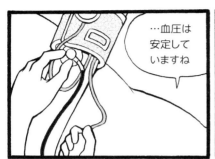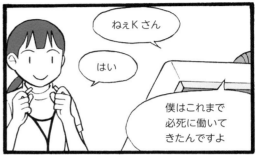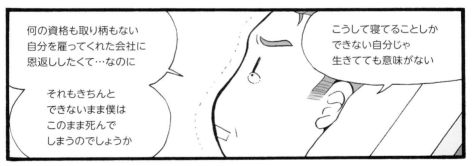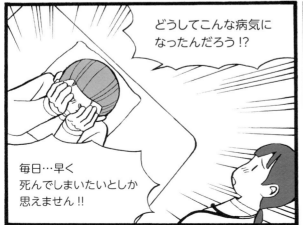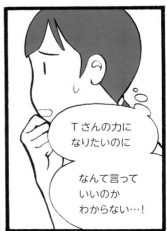

今まで仕事一筋で生きてきて，父親としての責任感を強く持つTさんにとって，仕事ができない苦しみは，大きく理不尽な苦しみです。どれほど身体的な痛みを緩和しても，経済的な心配が少なくても，生きる意味を失うほどの苦しみでしょう。

「早く死んでしまいたい」という言葉を聞くと，臨床経験を積んでいる医療者でも，どのように言葉をつないでよいか悩みます。励ましは通じません。病状を説明しても，援助にはなりません。このように，早く死んでしまいたいと希望されるケースは，きわめて困難な事例といえるでしょう。

「早く死んでしまいたい」という思いを希死念慮といいます。精神科医の診察のもと，適切な抗うつ剤の処方を含む総合的な関わり方が求められます（ここでは，抗うつ剤などの必要な薬が処方されていることを前提に話を進めます）。

Tさんへの援助の基本は，これまで紹介してきた苦しむ人への援助と同じです。まずは，Tさんとの信頼関係を構築することです。援助的コミュニケーションを通して，まずはTさんの苦しみを徹底的に聴きたいと思います。担当者が1人で悩まず，関わるスタッフや関連する事業所，特に在宅主治医との連携が大切になります。

その上で，この苦しみを抱えながら，Tさんが穏やかさを取り戻すことのできる可能性を探ります。解決できる苦しみがあれば，解決できるようにしましょう。残り続ける苦しみがあっても，自分の人生を自己肯定できる可能性を探りたいと思います。この事例では，Tさんが穏やかさを取り戻すための方法として，ディグニティセラピーを取り入れました。前述した通り，ディグニティセラピーは，その人の人生を振り返り，自分にとって大事なことや周りの人に伝えたいことを話してもらい，それを家族や大切な人に伝える手紙にして渡すというものです。

次のページから，訪問看護師Kさんのその後のTさんへの関わりを見ていきましょう。

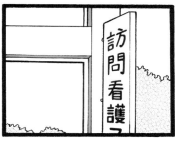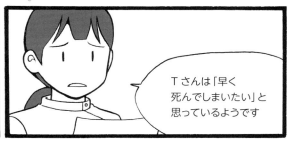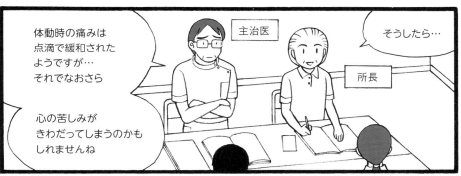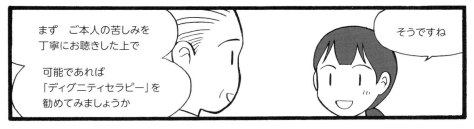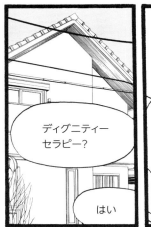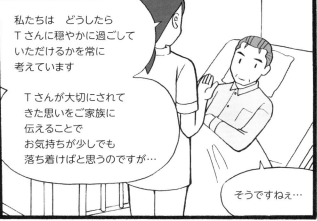

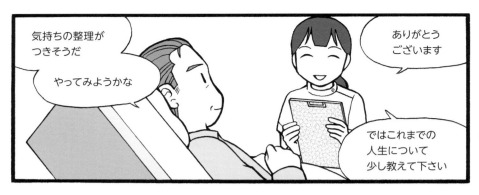

私の大切な妻と息子と娘へ，
そして一緒に働いてきた会社の仲間へ

　今まで面と向かって話せなかったことを，この場を借りて伝えたいと思います。

　「私の人生の中で一番思い出として残っている出来事」は，妻と出会ったことです。それは運命の出会いとさえ感じるものでした。
　家族ができて，つらい時も苦しい時も仕事を続けることができたのは，ひとえに私を支えてくれた妻のおかげです。どんなに感謝の気持ちを並べても，伝えきれないほどです。
　そして2人の子どもに恵まれました。「私が人生で重要と思うこと」は，家族を守ることです。それは父親としての大切な役割です。

　長男である私は，本当は実家の家業を継がなければならなかったのかもしれません。しかし，どうしても都会で働きたくて，高校卒業と同時に田舎を飛び出しました。あの決断がなければ，今の暮らしはなかったでしょう。だから私は，自分の人生を後悔していません。

仕事でも多くの人に恵まれました。営業は，私にとって天職でした。この会社の技術は他のどの会社にも負けない自信があったので，誇りを持って妥協せずに営業を続けることができたのです。

今手掛けているプロジェクトも成し遂げたかったのに，病気のために断念せざるを得ず，初めは悔しい思いでいっぱいでした。でも後輩たちの存在を思い出し，自分の思いごと彼らにゆだねようと決めたら，気持ちが楽になりました。

「私の人生で学んできたこと」は，とにかく真面目に働きなさいということです。楽をして何かを得ても，それは一時的なものにすぎません。地道に働いていれば，必ず誰かが評価してくれます。

そして，自分を支えてくれる人を大切にして下さい。これが，私が学んだ教訓です。

私の人生をいつもサポートしてくれる妻に，心からありがとうと言いたい。これからもずっと，私のことを覚えていて下さいね。
○○君，○○ちゃん（息子と娘），くれぐれも母さんをよろしく頼みます。
よい家族と人に恵まれたこと，心から感謝しています。

20××年1月29日　E.T

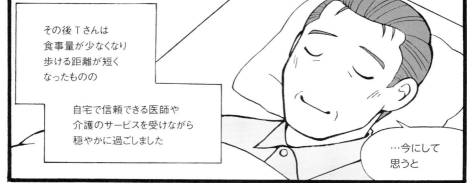

その後Tさんは
食事量が少なくなり
歩ける距離が短く
なったものの

自宅で信頼できる医師や
介護のサービスを受けながら
穏やかに過ごしました

…今にして思うと

第5章 援助を言葉にする―事例で学ぶ援助の実際

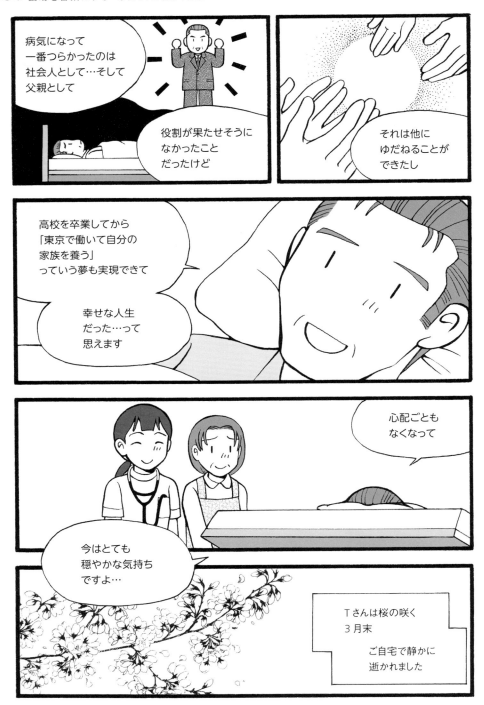

解説

　ディグニティセラピーを受けた後，Tさんの表情は大きく変わっていきました。ディグニティセラピー前は生きる意味を失い，早く死んでしまいたいという思いを吐露されていました。ところがディグニティセラピー後は，穏やかな表情に変わりました。

　ディグニティセラピーを行うにあたっては，その前提として信頼関係を構築することが必要です。そして，実施した後も，その人の尊厳を意識した関わり方が求められます。

　ここでは，Tさんの思いを事例検討シートに落とし込みながら，事例全体を振り返ってみたいと思います。

1 │ 援助的コミュニケーション

　援助的コミュニケーションは，すべての基本となります。たとえ相手が「早く死んでしまいたい」と訴えたとしても，まずは丁寧に反復をすることから始めます。負のメッセージを聴くと，否定したい思いを持つ人は少なくありません。しかし，相手が発した言葉であれば，反復することはOKです。それは，相手と同じ気持ちになることではありません。「あなたが言いたいことは，これですね」と，反復することです。

　その上で，死んでしまいたいとまで思うほどの苦しみを，さらに丁寧に聴いていきます。残り続けるその人の"支え"について問いかけることができれば，それまで気づかなかった自身の支えから，穏やかさを取り戻す可能性が見えてきます。

　事例検討シートに，苦しみと支えについて，記載をしてみましょう。何気ない事例紹介の文章の中に，関わるヒントが見えてきます。

▶ Tさん（55歳男性）の事例検討シート

		内容
苦しみ	解決できる苦しみ	体動時痛，食欲低下
	解決できない苦しみ	仕事に行けないこと，担当していたプロジェクトを継続できないこと，お金を稼げないこと，会社に恩返しができないこと，生きていても意味がないこと
選ぶことができる自由	療養場所	自宅
	心が落ち着く環境・条件	自分の苦しみをわかってくれる人の存在，気になることについて細々指示を出せること
	尊厳	父親として家族を守ること，仕事への誇り，真面目に働くこと，人を大切にすること
	希望	会社のプロジェクトがうまくいってほしい
	保清	奥様や看護師・介護スタッフに排泄や入浴の介助をゆだねること
	役割	父親として家族を守ってきた役割，自分が大切にしてきた信頼関係を会社の後輩たちに引き継ぐこと
	ゆだねる	会社のプロジェクトを後輩にゆだねること
	栄養	事例紹介には記載なし
	お金	（傷病手当が出ているが，3割負担を考慮していく必要あり）
支えとなる関係		奥様，子どもたち，会社の仲間，支援にあたる担当医，看護師や介護スタッフの皆さん
将来の夢		ずっと自分のことを覚えていてほしい

2 | 苦しみをキャッチする

解決できる苦しみ

　身体的な苦痛は，解決できる苦しみとして常に意識します。適切な薬剤の処方を，医師，訪問看護師，薬剤師などと連携して調整します。しかし，医療者だけで苦痛の緩和を行うわけではありません。苦痛の評価は，関わるすべての人にできることです。本人につらい苦しみがあることをキャッチしたら，速やかに担当の医療チームにフィードバックすることが大切です。

解決できない苦しみ

　Tさんの事例では，この解決できない苦しみが大きな課題です。「仕事に行けない」「担当していたプロジェクトを継続できない」「お金を稼げない」などの苦しみは，病気そのものを治すことができないため，実現不可能です。時間を過去に戻すことはできません。この苦しみのあまり，早く死んでしまいたいという思いになるのです。

　私たちに関わることができるのならば，この理不尽な苦しみを誠実に聴くことしかないでしょう。この聴く関わりこそ，信頼関係を構築する上で大切になってきます。

3 | 支えをキャッチし，強める

療養場所

　Tさんは，最終的には自宅での療養を希望されました。生きていても意味がないと思っていた時には，どこで過ごしたいかを考える気持ちにはなれなかったかもしれません。しかし，ディグニティセラピーを受けた後は，信頼できる医療・介護のサービスを受けながら自宅で過ごすことがTさんにとって大切な時間となりました。

心が落ち着く環境・条件

　ディグニティセラピー前は，どんな言葉をかけたとしても耳を塞いでいたような状況でした。そのTさんが，心が落ち着く可能性があるとすれば，"自分の苦しみをわかってくれる人"がいることでしょう。援助的コミュニケーションを活かしながら，まずは，丁寧に信頼関係を構築していくことが大切です。

　セラピーを受けた後は，様々な援助の展開ができています。Tさんが気になることについて，細々指示を出せると穏やかになることを意識した関わりをしていけるとよいでしょう。

尊厳

　尊厳を守る援助は，Tさんに最も大きな変化を与えました。具体的な関わり方は，ディグニティセラピーです。Tさんは，病気によって失った尊厳を，セラピーを通して取り戻すことができました。

　父親として家族を守ること，仕事への誇り，真面目に働くこと，人を大切にすることというキーワードを大切に，その後も関わることができれば，Tさんは穏やかさを保ちながら療養を継続できるでしょう。

　ディグニティセラピーを行うには，援助的コミュニケーションだけでなく，いくつかの訓練が必要になります。しかし，Tさんが大切にしてきた誇りや重要と思うことを意識して関わることは，すべての人が行える援助です。

希望

　以前のTさんの希望といえば，「早く死んでしまいたい」であったかもしれません。しかし，ディグニティセラピーを通して，新しい希望が見えてきました。

　ここでは，会社のプロジェクトがうまくいくことを挙げます。その希望がかなうように援助を行うことができれば，Tさんは，穏やかになれるでしょう。

保清

　50代の男性が，1人でお風呂やトイレに行くことができなくなるという苦しみは，本人の自尊心を奪うほどの苦しみです。仕事ができなくなり，父親としての役割を失う苦しみの中で，さらに1人でお風呂やトイレに行くことができなくなったならば，早く死んでしまいたいという思いは一層強くなったでしょう。

　Tさんは，ディグニティセラピーを通して，本来の自分の存在をわかってくれる人の存在に気づき，自分の重要と思うことを伝えることができたことで，お風呂やトイレなどについても，ゆだねてもよいと思えるようになりました。奥様や看護師，介護スタッフに排泄や入浴の介助をゆだねてもらうことは，Tさんが穏やかに過ごせるための大切な援助になります。

役割

　父親としての役割を喪失し，苦しんでいたTさんですが，ディグニティセラピーを受けた後，自分の本来の役割を取り戻していきます。ここでいう役割は，"現在の役割"を意識した視点で考えてみます。つまり，今のTさんには，自ら働くことで家族を守るという役割を果たすことはできません。それでもなお，残される役割にはどのようなことがあるのか？　という視点です。仕事に行くことができなくても，在宅でもできること，役割があると思えたならば，穏やかさを取り戻すことができます。

　実際の援助は本人の思いを伺いながら展開することになりますが，Tさんが培ってきた仕事上のネットワークや人材交流を会社の後輩に引き継ぐことは，Tさんの役割として重要になるかもしれません。会社に恩返しをしたい思いを「自分が大切にしてきた信頼関係を会社の後輩たちに引き継ぐことで実現できる」と思えたら，穏やかさを取り戻すことができます。また，自分が人生で学んできた教訓を家族に教える役割があると思えることでも，穏やかさを保つことができるでしょう。

ゆだねる

　自分で自分のことをやりたい気持ちの強い人ほど，できなくなった時の希望と現実の開きが大きく，「死んでしまいたい」と考えがちです。Tさんもそうでした。会社のプロジェクトをやり遂げたいという希望は大きかったでしょう。しかし，それは難しいとわかりました。その希望と現実の開きから，「死にたい」とさえ思いました。

　しかし，周りと信頼関係を築き，ディグニティセラピーを受ける中で，徐々に自分の存在を認め，ゆだねることを学びました。会社のプロジェクトは後輩にゆだねることができると思え，穏やかさを取り戻すことができました。

　ゆだねることは，人生の最終段階で最も難しい視点の1つです。周囲からの強い説得で一時は受け入れたとしても，それはゆだねることとは異なります。苦しみを越えて，本人が手放すことができるようになるまで"待つ"ことが必要になる援助です。

栄養

　事例紹介には記載がありませんが，徐々に食事量が減っていく中で，本人の希望に合わせた配慮が必要です。生まれ故郷の情報については記載されていませんが，郷土料理などもその1つです。

　いよいよ食事が摂れなくなり，わずかな水分しか摂れない状況になると，口の中が乾いてきます。適切な口腔ケアは，人生の最終段階を迎えたすべての人が受ける援助として大切にしていきましょう。

お金

　経済的な配慮は，関わるすべての人が意識する必要があるテーマです。Tさんは，会社から傷病手当金が支給されています。しかし，息子さんへの仕送りなど，学費のかかる時期です。たとえ傷病手当が出たとしても，経済的な配慮は大切になります。

　お子さんの学費については奨学金制度も利用できます。一口に奨

学金制度といっても，各種あります。経済的な配慮や，各種社会保障制度については，患者さんや家族に複数の提案ができるよう，いつも意識して学び続けなければなりません。

支えとなる関係

絶望に近い思いがあったTさんですが，徐々に気持ちが落ち着いていきました。その背景には，「苦しんでいる人は，自分の苦しみをわかってくれる人がいると嬉しい」という援助的コミュニケーションの技術を持つ看護師Kさんの存在がありました。

医療の資格のある誰かがいればよいとは限りません。たとえ医師や看護師などの資格があったとしても，"わかってくれる人"にならなければ，よい援助者にはなれません。介護スタッフや同じ病気と闘っている患者さんや友人が"わかってくれる人"になるのであれば，彼（女）らは素晴らしい援助者になるでしょう。援助的コミュニケーションは，苦しむ人に関わるすべての人が身につけることができる技術です。

穏やかさを取り戻したTさんは，自らの支えに気づいていきます。奥様の存在は大きな支えです。ディグニティセラピーでTさんが書いた手紙を読むと，奥様がどれほどTさんの人生に影響を与えてきたのかがわかります。そして，子どもたちや，会社の仲間とのつながりも，Tさんにとって大きな支えになります。

目に見えるものだけが"支えとなる関係"ではありません。Tさんが残したメッセージを通して，本人と家族や友人たちとのつながりは継続されます。ディグニティセラピーは，残された家族にとってもグリーフケアの一助となります。

将来の夢

治療が困難となり，もう仕事に戻ることができず，父親としての役割を失う苦しみを味わっているTさんに，将来の夢など見つけることができるのでしょうか。人生の最終段階を迎えた人には，将

来の夢を失う苦しみしかないように思われるかもしれません。しかし，その苦しみの中で，新しい希望を見つけていく人がいます。

Tさんも，ディグニティセラピーを通して家庭や仕事で自分が果たしてきた役割を振り返り，徐々に尊厳を取り戻しました。そして，自分のことをずっと覚えていてほしいという思いを話されました。これを「誰かとのつながりをこれからも維持していきたい」という"支えとなる関係"とアセスメントすることもできますが，ここでは，「ずっと自分のことを覚えていてほしい」という"将来の夢"として，アセスメントしたいと思います。どちらの項目に入れるのが正しいということではありません。このような思いがTさんの中にあることに気づくことが大切です。

4 | 事例3のまとめ

「早く死んでしまいたい」と話すTさんの事例を通して，希死念慮を持つ患者さんへの援助の可能性を考えてきました。もしTさんに，「人のいのちは地球よりも重い，簡単に死にたいなどと言わないで」などと励ましたり，「もう治療は困難です」と説明したりしたら，Tさんはどのように感じたでしょう。「私の苦しみをわかってもらえない」と考え，信頼関係を構築することはできなかったでしょう。

負のメッセージを含む患者さんの話を聴くことは，決して楽なことではありません。聴き手となる側も，相当に負のエネルギーを味わいます。先の見えない，絶望と思えるような苦しみ，それをともに味わうには，たくさんのエネルギーを消耗します。

それでも，もしかしたら次の瞬間に光が見えるかもしれない，そんな思いを持ちながら，関わることができるとよいですね。

困難な事例と関わる時，関わる私たちにも支えが必要になります。私たちの支えは，私たち自身の中で見出さなければいけません。苦しみから学ぶことがあると信じること。たとえ，困難でも逃

げないで関わり続ける背景には,この思いが大切になります。それが見えてくると,こんなに魅力的な仕事は他にはない,と思えるでしょう。

Column 4

ディグニティセラピー
―「これまで」と「これから」をつなぐグリーフケア

　死を目前にした人を前にして，私たちは何を目標に関わるとよいのでしょうか？ 1つのヒントは，顔の表情です。「どんなことがあると，その人が穏やかに過ごせるのか？」と問いながら，関わり続けます。痛みや息苦しさなどが少なく，希望の場所で過ごせるだけでも，穏やかさを取り戻していくでしょう。しかし，痛みが和らぎ，希望の場所で過ごせたとしても，それから何をしてよいかわからず，どのように声をかけてよいか悩む人もいます。ディグニティセラピーは，このような時に非常に有用な，関わり方の助けとなります。

その人の人生を振り返る

　ディグニティセラピー (以下DT) は，カナダのマニトバ大学精神科教授のチョチノフ博士によって考案された，人生の最終段階におけるスピリチュアルケアの手法の1つです。DTは構造化されており，緩和ケアに長年従事した医師や心理士でなくとも理論と対人援助の基本を身につければ，実践しやすく，短期的で有効な介入方法です。

　研究を通して抽出された9つの代表的な質問を中心に問いかけながら，その人が人生で最も生き生きしていた頃を入り口として，大切にしてきたことをともに振り返っていきます。思い出のつまったアルバムを開き，1枚の写真をともに眺めながら具体的な情景を描いていくようなアプローチです。

　会話の前半では，本人にとっての自分らしさを表すもの，例えば果たしてきた役割，達成したこと，誇りに思うことなどを伺います。後半では，人生で学び，大切にしてきたことを含め，大切な人への思いを，世代を超えて伝えることを意識してお話を伺います。

　DTを実践する上では，本書で紹介した援助的コミュニケーションが大切になります。私たちが，相手から見て「わかってくれる人」として

信頼関係を構築できなければ，心を開いて大切にしてきたことを話してはくれません。そのために，話しやすい雰囲気，適度なアイコンタクトとあいづち，1つのストーリーを丁寧に伺う姿勢が大切です。自分の話を聴いて，関心を示し，自分の存在を肯定してくれる人がいる。このことが，自分自身の肯定につながります。

　なお，9つの質問は，1つひとつ順に問いかけて答えを確認していくためのものではなく，あくまで対話のガイドラインであることに注意が必要です。1つの質問項目の中に含まれている文章も，すべて読み上げるのではなく，相手との関係性やその時々の状況で，言葉や言い回しを調整していきます。

ディグニティセラピーの9つの質問

1. これまでの人生について少し教えて下さい。特に，○さんが最も憶えている，あるいは最も大切だと考えているのは，人生のどの時期でしょうか。最も生き生きしていたと感じるのはいつのことですか。
2. ○さんのことで，大切な人に詳しく知ってほしいことや，特に憶えておいてほしいことがありますか。
3. これまでの人生で○さんが果たしてきた役割（家族の中での役割，仕事での役割，社会的な役割など）の中で，○さんにとって最も大切な役割は，どの役割ですか。どうしてそれが○さんにとってそれほど大切なものなのですか。その△△という役割では，どのような役割を果たすことができたと思いますか。
4. これまでやり遂げたことで，○さんにとって，最も重要なことはなんですか。最も誇りに思うのはどのようなことでしょうか。
5. ○さんから，大切な人に伝えておかなければと感じていることや，もう一度，時間をとって伝えたいことが，何か特別にありますか。
6. ○さんの，大切な人に対する希望や夢にはどんなことがありますか。
7. ○さんが人生から学んだことで，誰かに受け渡したいと思うことはありますか。大切な人へ受け渡したいアドバイスや指針にはどのようなものがありますか。

8. 大切な人が将来に備える上で役立つように，伝えておきたい言葉や，指示などはありますか．
9. この手紙は(大切な人の手元に)ずっと残るものですが，他にも入れておきたいものはありますか．

形にこだわらなくても，できることがある

　DTでは本来，伺ったお話を大切な人への手紙(document)としてまとめることで，その思いが"形として"大切な人の手元に受け継がれていくことになります．しかし私は，必ずしも手紙という形にしなくても，その趣旨は実際の援助に応用できると考えています．

　相手が意識レベルの低下した患者さんであったとしても，次のような質問を家族にすることは，本人と家族との思いをつなぐ上で，きわめて有用です．

- 「もしご本人に話ができたなら，ご家族にどんな言葉をかけるでしょう」
- 「もしご本人に話ができたなら，人生で一番憶えていること，大切と思うことにはどんなことがあると言うでしょう」
- 「もしご本人に話ができたなら，ご自身が人生で果たしてきた役割のうち最も大切なものには，どんなことがあると言うでしょう」

　これらの質問に対し，家族が答えを見出せたら，家族は，これからも本人との会話が可能になるでしょう．

　たとえ言葉を発することができない状況であったとしても，最後まで1人の人間としての尊厳を守り，大切にするために，DTの趣旨を踏まえた会話は，とても役に立ちます．

　患者さんの尊厳を守ることは，本人と家族とをつなぐケアであり，「これまで」と「これから」をつなぐグリーフケアとなります．

文献

H.M. チョチノフ著, 小森康永・奥野光訳：ディグニティセラピー 最後の言葉，最後の日々．北大路書房，2013.

おわりに

　間もなく超高齢少子化多死時代が来ます。急性期の病院で，すべての看取りに対応することが困難となり，自宅や介護施設での看取りが求められる時代となります。地域包括ケアシステムの名前は浸透しました。しかし，死を前にした人に，どのように関わるとよいのか，学ぶ機会はほとんどありません。

　このような社会課題に応えようと，有志でエンドオブライフ・ケア協会を設立し，2日間のエンドオブライフ・ケア援助者養成基礎講座を開催してきました。この講座開催にあたって，エンドオブライフ・ケア協会事務局長の千田恵子さんには，大変お世話になりました。それまで使っていたスライドをすべてブラッシュアップしてくれました。

　講座は2015年7月から2017年5月までに29回開催され，約1,600人が受講しました。e ラーニングの作成も，彼女の力で作ることができました。これらの活動のオペレーションは，千田さんはじめ，エンドオブライフ・ケア協会の事務局なくしてはできません。心から感謝しています。

　その一方で，いくつかの課題も見えてきました。その1つは認知度の低さです。あくまで草の根運動として人材育成を行ってきました。そのため，エンドオブライフ・ケア援助者養成基礎講座を知らない人が多くいます。この講座の内容を何らかの形で広く伝えたいと強く願っていた時，医学書院の品田暁子さんに出会いました。そして，この本の企画を進めることができました。

　漫画家のたちばないさぎさんとは，私が横浜甦生病院ホスピス病棟時代に出会いました。そして，2016年には，私が担当しているALSの患者さんを取り上げていただき，作品にしてもらいました。このような縁から今回，イラストを担当していただきました。重たいテーマでありながら彼女の暖かい漫画のタッチは，文字とは異なる形で読者の皆さんの心に届くことでしょう。

　この2年間で，各地にエンドオブライフ・ケア協会の受講生のネットワークができました。その1人ひとりに感謝します。1人の力は小さいかもしれません。しかし，志のある人が，これからの厳しい時代の中で，それぞれの地域で活躍することを信じています。この本が，その一助になることを祈っております。

小澤竹俊